人民健康·名家科普丛书

肝胆胰常见疾病防与治

总主编　王　俊　王建六
主　编　朱继业
副主编　高　杰　李　照

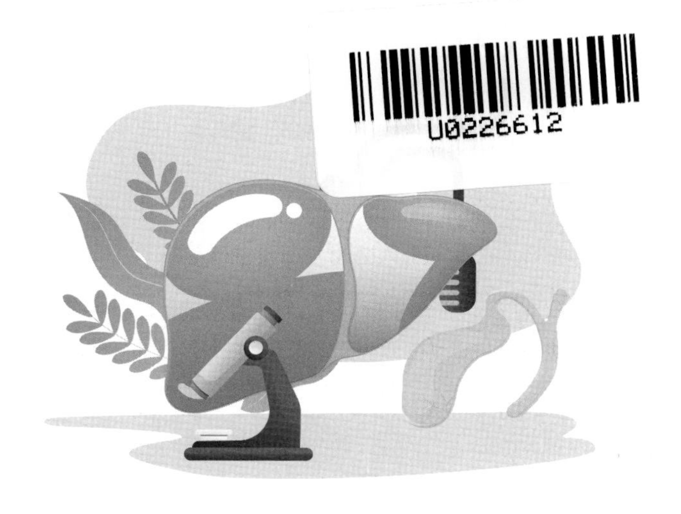

科学技术文献出版社
SCIENTIFIC AND TECHNICAL DOCUMENTATION PRESS
·北京·

图书在版编目（CIP）数据

肝胆胰常见疾病防与治 / 朱继业主编. —北京：科学技术文献出版社，2024. 6

（人民健康 · 名家科普丛书 / 王俊，王建六总主编）

ISBN 978-7-5235-0501-4

Ⅰ. ①肝… Ⅱ. ①朱… Ⅲ. ①肝疾病—防治 ②胆道疾病—防治 ③胰腺疾病—防治 Ⅳ. ① R57

中国国家版本馆 CIP 数据核字（2023）第 138990 号

肝胆胰常见疾病防与治

策划编辑：孔荣华 王黛君 责任编辑：王黛君 宋嘉婧 责任校对：张吲哚 责任出版：张志平

出版者	科学技术文献出版社
地址	北京市复兴路15号 邮编 100038
编务部	（010）58882938，58882087（传真）
发行部	（010）58882905，58882868（传真）
邮购部	（010）58882873
官方网址	www.stdp.com.cn
发行者	科学技术文献出版社发行 全国各地新华书店经销
印刷者	北京地大彩印有限公司
版次	2024年6月第1版 2024年6月第1次印刷
开本	880 × 1230 1/32
字数	77千
印张	4.25
书号	ISBN 978-7-5235-0501-4
定价	39.80元

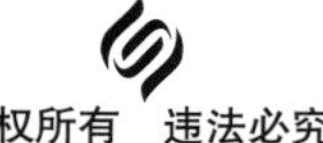

编 委 会

总主编 王　俊　王建六

主　编 朱继业

副主编 高　杰　李　照

编　委（按姓氏笔画排序）

张云凯　张长坤　张龙辉　郭颂一

丛书序

“健康所系，性命相托”，铮铮誓言诠释着医者的责任与担当。北京大学人民医院，这座百年医学殿堂，秉承“仁恕博爱，聪明精微，廉洁醇良”的百年院训，赓续“人民医院为人民”的使命，敬佑生命，守护健康。

人民健康是社会文明进步的基础，是民族昌盛和国家富强的重要标志，也是广大人民群众的共同追求。党中央把保障人民健康放在优先发展的战略位置，注重传播健康文明生活方式，建立健全健康教育体系，提升全民健康素养。北京大学人民医院勇担“国家队”使命，以守护人民健康为己任，以患者需求为导向，充分发挥优质医疗资源的优势，实现了全员时时、处处健康宣教，以病友会、义诊、讲座多渠道送健康；进社区、进乡村、进企业、进学校、上高原，足迹遍布医联体单位、合作院区，发挥了“国家队”引领作用；打造健康科普全媒体传播平台，将高品质健康科普知识传递到千家万户，推进提升了国民健康素养。

在建院 105 周年之际，北京大学人民医院与科学技术文献出版社合作，25 个重点学科、200 余名资深专家通力打造医学科普丛书“人民健康 · 名家科普”。丛书以大数据筛查百姓常见健康问题为基准，结合北京大学人民医院优势学科及医疗特色，传递科学、精准、高水平医学科普知识，提高公众健康素养和健康文化水平。北京大学人民医院通过“互联网＋健康科普”形式，构建“北大人民”健康科普资源库和健康科普专家库，为实现全方位、全周期保障人民健康奠定并夯实基础；为实现“两个一百年”奋斗目标、实现中华民族伟大复兴贡献“人民”力量！

王俊　王建六

前言

肝脏、胆道及胰腺都是人体重要的器官，位于人的上腹部，三者结构相连、功能相辅，但又各自独立、大不相同，一旦发生病变，轻则影响消化功能，重则可威胁生命。如何能防患于未然？如何正确面对疾病？希望读者们能从本书中找到答案。

本书选取了门静脉高压、肝癌、胆囊结石、胰腺炎及胰腺癌这五种具有代表性的肝胆胰疾病，从疾病的病因、高危因素、诊断及治疗，再到日常预防等各个方面，进行了深入浅出的讲解。肝癌和胰腺癌均是发病率及死亡率较高的恶性肿瘤，生存期短，大家往往谈之色变。但随着现代医学的发展，我们面对这些过去被称为“绝症”的癌症，并非束手无策。更为关键的是，对于肝癌及胰腺癌等恶性肿瘤，“防”往往重于“治”，例如，肝癌多具有肝炎—肝硬化—肝癌这样的发病三部曲，及时在源头上控制肝炎病毒、酒精等所致的基础肝病，可以有效预防肝癌的发生，达到事半功倍的效果。胆囊结石、门静脉高压及胰腺炎最容易被老百姓忽视，它们虽属于良性疾病，但若处置不当，同样会酿成大祸。胆囊结石不及时正确处治，有发展成胆囊癌的风险；门静脉高压患者若不注意饮食，则有可能发生呕血、黑便等急性、致死性消化道出血；反复发作的胰腺炎危害严重，甚至可能转变为胰腺癌。因此，如果发现了肝胆胰相关疾病，一定要充分了解肝胆胰疾病的内在特点，并进行及时、规范的诊断及治疗。如果您希望在快乐生活中保证身体的健康，可以在本书中学习到日常保健的诀窍；如果您不幸患病，希望在阅读过本书之后，做好充分的知识准备和心理准备，打赢这场健康保卫战。

知己知彼方能百战不殆。希望各位读者能够从书中认识疾病、了解疾病，与医护人员共同努力，真正做好肝胆胰常见疾病的防与治！

朱继业

目 录

第一章

第二章

第三章

第一章

门静脉高压

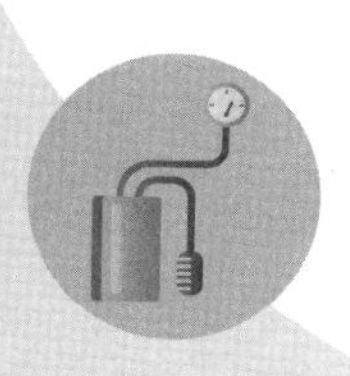

Q: 什么是门静脉高压？

门静脉是流向肝脏的最主要的一根血管，就好比一条道路，而血液是其中行驶的车辆。当因为各种原因导致门静脉的流动不通畅、阻力升高时，如同道路发生拥堵，此时血液淤滞，门静脉内的压力便会升高，这种情况就被称为门静脉高压。门静脉正常压力一般为 1.27 ～ 2.35 kPa（13 ～ 24 cmH_2O），当压力增至 2.9 ～ 4.9 kPa（30 ～ 50 cmH_2O）时就可以诊断门静脉高压。门静脉的压力可以通过体外使用影像学检查的方法测量门静脉宽度进行换算，一般当门静脉宽度≥ 1.3 cm 时提示压力升高。

Q: 门静脉在哪？

门静脉是流向肝脏的一根粗大的静脉，主要由起自胃肠道的肠系膜上静脉、肠系膜下静脉及起自脾脏的脾静脉汇合而成，三者汇合后进入肝脏，在进入肝脏前分为左右两支，进入肝脏内继续分成细小的分支。正常成年人流入肝脏的血流量为每分钟约 1500 mL，其中 60% ～ 80% 来自于门静脉。故门静脉是给肝脏供血的最主要的一根血管。

Q: 门静脉高压是一种疾病吗？

门静脉压力升高后，会让通过门静脉系统连接的各个器官出现淤血性的改变。如脾脏充血变大，继而引起脾功能亢进；或是胃肠道淤血，消化功能减弱。另外就像是久站后双腿静脉曲张一样，门静脉压力升高也会发生静脉曲张，而且门静脉系统内的血液还会自己“另寻出路”——门静脉与纵贯人体的腔静脉之间存在着数条交通的血管，正常情况下这些交通血管处于关闭状态，门静脉压力升高后，交通血管会因压力开放，并且也会形成曲张的血管。因门静脉高压引起的诸多问题综合在一起被称为门静脉高压。

Q: 门静脉高压分几种？最严重的是哪种？

门静脉高压根据血流阻力增加的位置来分，可以分为肝前、肝内、肝后三型。其中肝内型门静脉高压是最常见的，是由各种肝脏本身的疾病所导致的，如病毒性肝炎或肝脏寄生虫等。肝前型门静脉高压的形成原因往往是肝外门静脉阻塞，这种情况下肝脏功能可以是正常的，也可以是轻度异常，所以严重程度比肝内型门静脉高压要轻。肝后型门静脉高压则是由心脏疾病导致血液无法顺利流出肝脏，是继发于其他疾病的门静脉高压。

Q: 得门静脉高压的人多吗？

门静脉高压发病的主要原因是肝炎后肝硬化，我国是肝炎大国，目前约有 7000 万肝炎患者，这些患者当中有不少人都会随着病情发展，到达门静脉高压的阶段。

Q: 为什么会得门静脉高压？

门静脉高压的主要致病因素是慢性肝病、肝硬化，常见的有慢性病毒性肝炎、酒精性肝炎等造成的肝硬化，还有寄生虫导致的血吸虫肝硬化、药物导致的药物性肝硬化等。肝硬化引起门静脉血流不畅，导致门静脉高压。也可由门静脉血栓、先天畸形

（闭锁、狭窄、海绵样变性）、外部压迫等原因导致门静脉阻塞，压力升高。另外因为血液从肝脏流出后就会经过下腔静脉直接回到心脏，所以患有心脏疾病导致血液流入心脏阻力大，或肝脏到心脏之间的这一段下腔静脉存在狭窄等因素，也会导致门静脉高压。

Q: 门静脉高压可以提前预防吗？

我们知道容易导致门静脉高压的原因后，也可以根据这些原因进行预防。最主要的就是避免各种原因的慢性肝损伤，例如，通过接种肝炎疫苗及保持良好的饮食卫生习惯来避免感染肝炎病毒，避免长期大量饮酒，以及避免长期使用对肝脏有损伤效果的药物等。而肝炎患者则应注意接受规律的抗病毒治疗，减轻肝炎对肝脏的损伤，也可以延缓肝硬化的进程，进而避免病情发展到门静脉高压的阶段。

Q: 得了门静脉高压，有什么典型症状吗？

门静脉高压的典型临床表现是脾大、脾功能亢进、消化道出血及腹腔积液等。脾大表现为可以在左侧肋弓下触摸到增大的脾脏，手感近似于鼻头，部分患者还会因为巨大的脾脏与周围器官及腹壁的挤压产生疼痛。消化道出血是食管下段及胃底的曲张静脉破裂导致的，可以表现为大便发黑，出血量大时可排出血便，还可以表现为呕吐鲜血，是门静脉高压中最严重的情况。腹腔积液会导致腹壁饱满膨隆，摸上去腹部的张力也会比较高。其他的非特异性全身症状包括疲劳、嗜睡、厌食等。

Q: 门静脉高压会遗传给孩子吗?

门静脉高压不会遗传，但是导致门静脉高压的病毒性肝炎是可以遗传的。但是病毒性肝炎可以通过治疗降低其传染性，感染肝炎的孕妇在生育时采取必要的阻断措施也可以预防将病毒性肝炎传染给出生的婴儿。

Q: 门静脉高压会传染给别人吗?

门静脉高压本身不会传染给别人，但是如果是病毒性肝炎导致的肝硬化、门静脉高压，则有可能因为将肝炎病毒传染给其他人进而增加他人患上门静脉高压的可能。所以病毒性肝炎患者应该接受规律的抗病毒治疗，以降低病毒的传染性；而其他人则应接种肝炎病毒疫苗，预防感染病毒性肝炎。

Q: 得了门静脉高压，还需要继续做哪些检验或者检查?

门静脉高压是一组临床表现的统称。为了明确病情严重程度及累及的器官，可以完善检查来对病情进行评估。血常规检查，可以根据血常规中白细胞、血红蛋白、血小板的数值，评估是否存在脾功能亢进及脾功能亢进的程度；肝功能检查、生化检查及凝血功能检查，可以通过其中的白蛋白、胆红素、凝血酶原时间等检查项目，评估目前的肝功能情况；胃镜检查，可以观察食管下段及胃底静脉的情况，判断是否存在静脉曲张，如果存在静脉曲张的话，还可以在胃镜下对静脉曲张进行治疗，预防静脉破裂出血；腹部 CT 增强扫描，完善增强 CT 等影像学检查可以明确肝脾等腹部脏器的情况，可以根据目前门静脉宽度来估算门静脉压力，还可以判断是否存在血栓及血管曲张的程度等，对病情的评估很有用。

Q: 门静脉高压的确诊依据是什么？

门静脉高压是一系列临床表现的统称。主要根据肝炎或是肝脏寄生虫的病史，以及脾大、脾功能亢进、呕血或黑便、腹腔积液等临床表现来进行诊断。血常规、肝功能检查及腹部超声、腹部增强 CT 等影像学检查，以及胃镜检查，都可以为门静脉高压的诊断提供证据。

Q: 得了门静脉高压要怎么治疗？

门静脉高压继发于肝硬化等其他疾病，除了治疗诱因之外，对门静脉高压的治疗主要是对其最严重的并发症——食管胃底静脉曲张破裂出血进行治疗。因为曲张静脉破裂出血病情凶险且病程发展急剧，通常在临床工作中还是以预防出血为主。内镜下治疗作为第一选择，具有方便有效的特点。胃镜下可以对食管胃底曲张静脉进行套扎、注入硬化剂等治疗，可以有效地处理曲张静脉、降低出血风险，一般建议门静脉高压患者每 2 到 3 年就进行 1 次内镜下治疗，因为门静脉高压并没有被治愈，时间长了还会长出新的曲张血管。还可以通过血管内介入治疗的方法，在肝内肝门静脉与名为下腔静脉的大静脉之间以支架建立通道，让一部分门静脉的血流不经肝脏直接流入下腔静脉，降低门静脉压力。而手术治疗可以在腹腔内处理曲张血管，或降低门静脉压力，同样可以降低出血的风险，效果比内镜下治疗更持久，但是同样也没有治愈门静脉高压。如果发生静脉破裂出血，一般采用非手术治疗方法，如采取药物、三腔两囊管压迫止血、内镜下止血等方式达到迅速止血的效果。急诊手术治疗也很重要，尤其是对非手术治疗失败的患者，但是围手术期死亡率很高。而肝移植手术则可以将患病的肝脏置换为健康的肝脏，这样才能从根本上解决门静脉高压的问题。

Q: 门静脉高压只能靠手术治愈吗?

想彻底地治愈门静脉高压，就必须解决导致门静脉血流受阻、血液淤滞的因素。如去除肝外门静脉内血栓或是压迫因素，又或是治愈心脏疾病或改善心功能。但是肝硬化等无法逆转的肝脏疾病不能用常规手段治愈，只能依赖肝移植手术，用新肝置换病肝，才能真正地治愈门静脉高压。

Q: 门静脉高压的治疗通常需要哪些科室的综合治疗?

门静脉高压的常用治疗手段包括内镜治疗、介入治疗及手术治疗。内镜治疗，包括胃镜下对食管胃底曲张静脉进行套扎或硬化剂注入，需要消化科或内镜专科医生来进行。介入治疗目前主要是由血管介入专科医生来进行，在肝内肝门静脉与名为下腔静脉的大静脉之间以支架建立通道，让一部分门静脉的血流不经肝脏直接流入下腔静脉，缓解门静脉血流淤滞的情况，降低门静脉压力。

Q: 患者应选择介入治疗还是内镜治疗?

介入治疗与内镜治疗目前都可以降低静脉破裂出血的风险，但是原理不同。介入治疗通过放入支架，可以显著降低门静脉的压力，缓解门静脉高压病情。但是这个支架会慢慢形成血栓而使血管逐渐狭窄最终阻塞，且无法再次置入新的支架，所以介入治疗主要适合药物治疗及内镜治疗无效、肝功能差的静脉曲张破裂出血的患者，以及等待肝移植手术的患者。内镜治疗是直接对食管胃底的静脉曲张进行处理，通过进行套扎及硬化剂注射让曲张静脉闭塞消失，达到止血和预防再出血的效果。内镜下治疗简单有效，是目前门静脉高压最常用的治疗方法，每 2 到 3 年进行 1 次内镜下治疗，处理新生成的曲张静脉可以达到更好的预防效果。患者可根据自己病情在两者之间做出选择。

Q: 得了门静脉高压吃中药有用吗?

目前虽然没有针对门静脉高压的特效药物，但是在治疗引起门静脉高压的肝硬化方面，如软肝片、去甲斑蝥素等中药可以起到一定的作用。另外许多中药成分有伤害肝脏的副作用，在购买中药时应选择正规途径，不要轻信偏方等成分不明的中药制剂，否则会加速肝硬化的发展，加重门静脉高压的病情。

Q: 中医对门静脉高压有哪些治疗方式?

目前中医对于门静脉高压的治疗方法有限，口服治疗肝硬化的中医药物可在一定程度上达到减缓门静脉高压病情进展的效果。但是在饮食、生活方式方面，我们确实有一些可以注意的地方。首先就是要避免大量饮酒，长期大量饮酒会持续缓慢地损伤我们的肝脏，而在肝脏自我修复的过程中，就会发生肝硬化，导致门静脉高压。其次是避免过度疲劳、熬夜等不健康的生活方式，因为这样做也会加重肝脏的负担，造成肝脏的损伤。

Q：门静脉高压会引起哪些疾病？发生概率高吗？

门静脉高压是由门静脉压力升高之后，引起的一系列病症的总称，主要包括脾大、脾功能亢进、食管胃底静脉曲张、腹腔积液等。其中发生率最高的是脾大，几乎所有门静脉高压患者都会有不同程度的脾脏增大表现。脾静脉是负责让脾脏血液回流到门静脉的重要分支之一，门静脉血流阻滞之后，血液从脾脏流出变得困难起来，使得脾脏血液进得多、出得少，于是脾脏就被憋得肿了起来。而脾脏的功能是清除血液内衰老的血细胞，更大的脾脏加上血液在脾脏内停留更长的时间，就会造成血液内血细胞的减少，其中受影响最明显的是血小板，这被称为脾功能亢进。而食管胃底静脉曲张则是最严重的症状，需要持续关注并且规律治疗，否则有可能危及生命。腹腔积液则是让人最不舒服的症状，门静脉高压产生的腹腔积液，不仅会让腹部明显膨隆让外观变得不好看，还会因为明显的腹胀症状，让人吃不下饭。

Q：怎么做才能预防门静脉高压的并发症？

想要预防门静脉高压的这些并发症，早期发现疾病并接受规律治疗是最重要的。因为门静脉高压是继发于肝硬化等疾病的，所以要从根源上进行治疗才能起到效果。规律治疗肝炎、戒酒或减少熬夜，这些都很重要。另外如果是病情已经发展到食管胃底静脉曲张的阶段，为了预防曲张静脉破裂大出血，定期的胃镜检查及内镜下治疗是十分必要的，建议每 2 ～ 3 年接受 1 次胃镜检查。

Q: 门静脉高压的治愈标准是什么?

门静脉高压继发于其他导致门静脉血流受阻的疾病，所以想真正治愈门静脉高压，需要去除其诱因。如果是因为门静脉血栓、先天畸形（闭锁、狭窄、海绵样变性）、外部压迫等原因导致门静脉阻塞，或是出肝血管狭窄等因素，通过手术、治疗心脏疾病等方式让门静脉血流通畅起来，就可以治好门静脉高压。但是，如果是因为肝脏本身疾病，如肝炎病毒或长期饮酒导致的肝硬化等，需要接受风险极高的肝移植手术换掉硬化的肝脏才能治愈门静脉高压，因为在目前的医疗技术下，肝脏的硬化改变是不可逆转的，断流术或是分流术等手术治疗均仅能缓解病情，并不能达到治愈的效果。在我国肝硬化才是导致门静脉高压最主要的因素，而肝移植手术风险大、费用高，且我国存在肝脏捐献者稀缺等情况，门静脉高压的治愈并不简单，目前对门静脉高压的治疗还是停留在“治标不治本”、以治疗其并发症为主的阶段。希望大家可以关注中国的器官捐献工作，让器官捐献理念得到进一步普及，为今后治愈更多的肝硬化门静脉高压患者提供条件。

Q: 得了门静脉高压还能活几年？

门静脉高压最致命的情况就是食管胃底静脉曲张破裂出血，有可能瞬间就让人丢掉性命，而其他的临床表现如脾大、腹腔积液等并不会直接与患者的寿命相关，在做好避免大出血的预防性治疗的情况下，门静脉高压有可能会与患者共存十数年甚至数十年。但是因为门静脉高压患者往往会有肝病及肝硬化的问题，肝硬化导致的肝功能不全及肝衰竭等情况也会明显影响门静脉高压患者的预期寿命。另外一种糟糕的情况是肝硬化病情进展到肝癌的阶段，会明显缩短患者的生存期。所以规律治疗减缓肝硬化的进展速度，以及做好曲张静脉破裂出血的预防治疗非常重要。

Q: 得了门静脉高压，如果暂时不治疗会越来越严重吗？

如果是病毒性肝炎或酗酒造成的肝硬化导致的门静脉高压，不去接受规律的治疗或停止酗酒，任由肝脏受损，那么肝脏的硬化改变会越来越重，会明显加速门静脉高压的发展。而且肝硬化过程是不可逆的，等到患者幡然醒悟，想接受治疗补救的时候为时已晚。更别提食管胃底静脉曲张破裂出血的风险随时存在，一旦发生大出血，可能一切都已无法挽回。所以如果诊断出门静脉高压，一定不要“放弃治疗”，早期药物干预及规律复查评估，是非常重要的。

Q: 门静脉高压病情加重会有哪些表现？

门静脉高压病情加重时最容易让人注意到的是患者的腹部变

得越来越饱满，甚至明显膨隆凸起，腹胀加重，胃口越来越差，这是腹腔积液增多的表现。在去医院接受规律复查时，血常规检查中血小板指标越来越低也提示了脾功能亢进加重。门静脉高压患者要每天检查自己的大便，如果出现大便变成黑色，在水中还会变成红色的情况，则应当及时引起警惕，因为这就是消化道出血的表现，应该及时到医院就诊。另外，其他表现如精神萎靡，或者眼白、皮肤发黄也提示有肝功能恶化的可能，这也与门静脉高压有关。

Q: 得了门静脉高压，饮食上有什么忌口吗？

门静脉高压患者应避免饮酒，因为酒精会明确对肝脏细胞造成损伤，加重肝硬化的程度，进一步提高门静脉压力。已经确诊门静脉高压的患者，应至少完成一次胃镜检查，明确食管胃底是否已经形成了静脉曲张。对于已经发生食管胃底静脉曲张的患者，应避免吃硬质的食物，真正做到细嚼慢咽，同时避免化学性刺激或冷热刺激过强的食物，因为食物造成的物理损伤或强烈刺激，都有可能会诱发食管胃底静脉曲张破裂出血，造成严重的后果。

Q: 门静脉高压患者出院后，后期应该如何安排复诊？

门静脉高压是典型的慢性疾病，出院往往也不代表疾病的治愈，所以后续规律的复查不能缺少。平时在生活中建议患者注意自己的一般状态，规律用卷尺测量自己的腹围，以及注意排便情况等。如果出现明显改变，应及时到医院就诊，进行全面的检查评估。如果以上项目没有明显变化，也建议每3个月至半年，到医院复查血常规、肝功能、凝血功能等指标，并进行一次腹部超声的检查，有条件的话建议每年都进行一次腹部增强CT或者核磁共振检查，明确腹腔内的情况。如果是病情发展到食管胃底静脉曲张阶段的患者，或者有便血、呕血病史的患者，建议每2到3年进行1次胃镜检查，如果发现存在静脉曲张，及时接受内镜治疗。

Q: 门静脉高压治疗期间，家属要如何和患者沟通才能缓解其情绪？

门静脉高压的治疗是一个漫长的与疾病斗争的过程，患者多有不同程度的焦虑表现，尤其是发生曲张静脉破裂大出血时会普遍有紧张和恐惧感。作为家属要为患者提供心理安慰，缓解患者的紧张情绪，要记住患者是身心备受煎熬的一方，家属要保持积极健康向上的情绪才能帮助患者恢复，否则只会让事态进一步恶化。

Q: 患者治疗期间，家属能提供什么帮助？

门静脉高压是慢性疾病，日常生活中的护理十分重要，家属应当督促患者接受规律治疗，如果是因酗酒导致酒精性肝硬化的患者则要监督其戒酒。患有食管胃底静脉曲张的患者应当避免进食硬质的食物及刺激性强的食物，但是长期只吃又软又寡淡的食物难免导致情绪低落，甚至有患者会去偷吃，这种行为其实十分危险。笔者曾经在临床上就见过有一位门静脉高压患者因为吃了一根冰棒后吐血直接送去手术室抢救的案例，家属在管理患者饮食的同时，也应该在安全的范围内提供变化，调节患者的情绪。

Q: 治疗门静脉高压，大概需要花费多少钱？

门静脉高压的治疗大部分是口服抗病毒治疗药物，根据选择的药物不同，每个月药费在数十元到数百元。而为了预防食管胃底静脉曲张破裂出血进行的内镜下治疗，每次花费在数千元。如果想要接受肝移植治疗的话，费用就更加昂贵，手术相关的费用可以达到数十万元，且大部分无法通过医保报销，术后还需要长期服用抗排斥药物维持，每年医药费报销后也要达到数千元。

Q: 孕妇确诊门静脉高压之后，还可以生孩子吗？

门静脉高压病情的发展是一个缓慢而持续的过程。孕妇合并门静脉高压对于胎儿的生长发育乃至分娩都没有直接的负面影响。但是严重的门静脉高压本身存在一定的死亡风险，若是发生大出血等紧急情况难以保证胎儿乃至孕妇的生命安全。这种病情严重的情况下还是建议先对门静脉高压进行治疗，待病情平稳后再怀孕会更加安全。

Q: 门静脉高压引起的腹腔积液有什么特点？

门静脉高压引起的腹腔积液也叫作肝性腹腔积液，或被称为肝硬化腹腔积液。我们往往看到患者面黄肌瘦，但是大腹便便，甚至如同身怀六甲，这种患者大部分都是肝硬化导致的门静脉高压腹腔积液表现。门静脉高压导致腹腔积液的机制复杂，常规的输液、利尿等治疗方法难以根除腹腔积液，往往需要综合性调整改善肝脏功能，才能使肝性腹腔积液有所改善。

Q: 儿童门静脉高压和成人门静脉高压有区别吗?

儿童门静脉高压较为少见，与成人门静脉高压的临床表现基本相同，区别在于门静脉高压形成的原因。儿童门静脉高压形成的常见原因除感染因素外，还有遗传性疾病，最常见的是肝豆状核变性、糖原贮积症等，还有先天性门静脉闭锁、狭窄、海绵样变性等畸形。肝脏疾病起初发展较慢，若能及时发现，并得到正当治疗，可以避免病情发展到肝硬化及门静脉高压的阶段。

Q: 门静脉高压治愈或者达到治愈标准后，还会复发吗?

门静脉高压是各种原因引起的门静脉血流受阻导致的，只有去除导致血流不畅的因素后，门静脉高压才会真正治愈。但是当再次出现门静脉血栓形成或外力压迫门静脉等情况，患者也会再次出现门静脉高压的表现。

Q: 关于门静脉高压的常见认知误区有哪些?

门静脉高压不应该被单独看待，它明确继发于其他疾病导致的门静脉血流阻滞，治疗门静脉高压，同时就意味着要治疗这些引起门静脉高压的其他疾病，其病情的发展及转归，都与其原发疾病息息相关。另外，门静脉高压也不应该被当作是一种疾病，门静脉高压涉及的器官多样，每位患者的病情表现亦不相同，脾大、食管胃底静脉曲张等疾病治疗方法也各不相同，所以门静脉高压其实是一组临床疾病表现的统称。

Q: 我得了门静脉高压，家人需要做什么检查吗?

如果是病毒性感染等传染性疾病导致的门静脉高压，家人也应该去进行肝炎的筛查，明确是否被传染了病毒性肝炎等疾病。

Q: 侧支循环是什么意思?

侧支循环是指当正常的血液循环通路发生闭塞或任何原因导致血管不通畅时，身体会自发地寻找新的出路，绕过堵塞的节段，建立新的循环。对于门静脉高压患者，因为门静脉这条主干道发生堵塞，门静脉内的血液流向被称为交通支的血管。交通支，或者叫交通血管，是连通人体内两大静脉系统——门静脉系与腔静脉系的血管，主要分布在胃底及食管下段、直肠下端及肛门、前腹壁，以及腹膜后。健康人群的交通支平时都很细小，可以通过的血流量很小，而患上门静脉高压后，因为门静脉压力升高，血液将交通支扩张开放，形成侧支循环，流向腔静脉。

Q: 侧支循环会引起什么症状?

门静脉高压患者病情发展到形成侧支循环的阶段，门静脉与腔静脉之间的交通血管开放。而随着门静脉的压力继续升高，交通支纤细的血管不能满足来自门静脉高压血液的流动需要，于是交通血管就会被压力撑起来，形成屈曲粗大的曲张静脉。严重情况下腹壁上的曲张静脉可以从体表被观察到，直肠下端及肛门的曲张静脉可以引起痔疮，但是真正危险的是胃底及食管下段的曲张静脉。食管胃底的曲张静脉因为人体解剖结构的原因，压力最高，所以这些血管壁又薄又脆，如果吞咽质硬的食物，就有可能会导致静脉破裂出血，十分危险。

Q: 门静脉高压的介入治疗是什么意思?

门静脉高压的介入治疗主要是指通过颈静脉进入腔静脉，到达肝脏与腔静脉连接处，在肝脏内向门静脉放入支架，连通门静脉与腔静脉，使门静脉的血液流入腔静脉，可以显著降低门静脉的压力，缓解门静脉高压病情。这项操作叫作经颈静脉肝内门体静脉分流术，英文简称 TIPS。但是这个支架会慢慢形成血栓而使血管逐渐狭窄最终阻塞，且无法再次置入新的支架，所以介入治疗主要适合药物治疗及内镜治疗无效、肝功能差的曲张静脉破裂出血的患者，以及等待肝移植手术的患者。

Q: 门静脉高压的内镜治疗是什么意思?

门静脉高压的内镜治疗是指为预防食管胃底静脉曲张破裂出血，通过胃镜的方法，直接对食管胃底的静脉曲张进行处理。通过进行套扎及硬化剂注射让曲张静脉闭塞消失，达到止血和预防再出血的效果。内镜下治疗简单有效，是目前门静脉高压最常用的治疗方法，建议门静脉高压患者每 2 ～ 3 年进行 1 次内镜下治疗，处理新生成的曲张静脉，可以达到更好的预防效果。

Q: 什么时机是门静脉高压手术的最好时机?

门静脉高压的手术治疗可大致分为断流与分流手术，以及肝移植手术两个部分。断流手术与分流手术虽然具体的手术方式不同，适合的患者病情也不同，但是其均以降低食管胃底静脉曲张破裂出血风险为主要目标。因为这两种手术治疗方法并没有真正解决肝脏疾病本身的问题，存在着各自的缺点及不足，所以一般建议在患者曾发生过一次曲张静脉破裂出血后，再考虑接受断流手术或分流手术的治疗。在患者面临着再次出血的风险时，接受这两种手术的风险及收益的“性价比”会更高一些。而肝移植手术则可以从根本上解决门静脉高压的诱因，此解决方案看似完美，但是存在手术风险高、费用昂贵的问题，加上我国目前器官捐献供体稀缺，一般仅能满足肝硬化发展到肝功能不全甚至衰竭等情况的重症患者的治疗需要。

Q: 得了门静脉高压，日常生活需要注意什么?

与门静脉高压的斗争，是一个长期的过程。首先要尽量减少对肝脏的损伤，如规律治疗病毒性肝炎、戒酒、减少使用会造成肝损伤的药物，也要养成健康的生活习惯。其次要定期去医院复查，并监测自身血常规及肝功能指标的变化，及时做出处理。若是曾经发生过黑便或呕血的患者，则需要注意日常饮食避免吃硬质的食物（如骨头等），刺激性强的食物，以及过热或过凉的食物。建议已经形成食管胃底静脉曲张的患者，每 2 ～ 3 年进行 1 次胃镜检查及内镜治疗。

Q: 得了门静脉高压还能做运动吗？可以选择哪些运动？

门静脉高压的患者原则上不耽误日常运动，但是因为增大的脾脏会暴露在肋骨的保护之外，增加了因外力造成脾破裂的可能性，所以建议尽量避免做对抗性强的运动。

第二章 肝癌

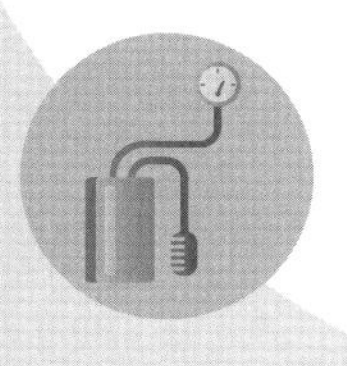

Q: 什么是肝癌?

肝脏是人体最大的实质性器官，承担着人体的许多重要代谢功能。而在肝脏上发生的恶性肿瘤性疾病中，最常见的就是肝癌。我们提起肝癌，一般是指原发性肝癌，其中又可细分为肝细胞癌及肝胆管细胞癌等。因为肝细胞癌发病率较高，能占到总体的 90% 以上，故一般用肝癌来代表肝细胞癌。几乎所有的恶性肿瘤都是在环境、遗传等多种因素共同作用下引发的。而肝癌的特点就是与肝炎病毒感染及各种原因导致的肝硬化密切相关。

Q: 肝癌危险吗?

肝癌是恶性程度极高的肿瘤。根据国家癌症中心发布的全国癌症统计数据，2020 年中国因肝癌死亡的人数约为 39 万，致死率仅次于肺癌，位居第二。肝癌致死率高除了与肝癌本身恶性程度高有关外，也与肝癌的发病机制密切相关，病毒性肝炎及酒精性肝炎导致的肝硬化是肝癌最主要的致病因素。肝硬化会影响到整个肝脏，会使肝脏形成无数个肝硬化结节，而这每一个小疙瘩都可能在未来发展为肝癌。所以在治疗肝癌时往往会出现左边的一个肿瘤治好了，右边又长出来一个肿瘤的情况。这也是肝癌容易复发，致死率高的原因。

Q: 得肝癌的人多吗?

肝癌最主要的致病因素是慢性病毒性肝炎，以及酒精性肝硬化等，我国是肝炎大国，过去卫生水平较低的时期为肝炎的传播提供了土壤，在中国最高时有 10% 左右的乙肝阳性率，这也让我国肝癌的患病率处在较高水平。根据国家癌症中心发布的全国癌症统计数据，2020 年我国约有 41 万人新发肝癌，在所有新发肿瘤中位居第五。全世界约一半的肝癌病例发生在中国。

Q: 哪些人容易得肝癌?

与肝癌明确相关的因素是肝硬化。病毒性肝炎、长期大量饮酒，以及长期使用肝损伤药物都会导致肝硬化。而这些肝硬化患者就是肝癌的潜在发展对象。每一个肝硬化形成的硬化结节，都是一颗可能变成肝癌的“种子”，随时都会在肝脏的土壤中发芽。所以慢性肝炎患者，以及有酗酒病史的人群，都应该定期完成体检，进行肝脏的影像学检查，警惕肝癌的发生。

Q: 为什么会得肝癌?

基本上所有的癌症都是细胞的异常生长引起的，常见的肝癌细胞异常生长的诱因有慢性肝炎、饮酒、黄曲霉毒素、脂肪性肝病等。

Q: 肝癌可以提前预防吗?

肝癌的预防就是针对诱因的预防，如注意保护自己、注射疫苗、预防慢性肝炎、不饮酒、不食用过期发霉的食物、注意控制体重、适当运动等。

Q: 我得了肝癌，家人需要做什么筛查项目?

家里人应首先完善血常规、生化指标、凝血功能、甲胎蛋白、乙肝五项、丙肝抗体等检查，其次还应完善肝脏超声检查。

Q: 得了肝癌，有什么典型症状吗？

早期肝癌并没有特异性很强的症状体征，常见的表现有食欲减退、消瘦、肝区不适、下肢或全身水肿、活动耐量下降等，严重的会引起全身皮肤巩膜黄染，出现腹部包块、腹腔积液等。

Q: 肝癌会遗传给孩子吗？

肝癌并不是遗传病，但乙肝、丙肝是肝癌最常见的诱因，而乙肝、丙肝都是可以通过母婴传播给下一代的，如果孩子感染了乙肝、丙肝，那孩子就是肝癌的高危人群。

Q: 肝癌会传染给别人吗？

肝癌不是传染病，但肝炎病毒可以传染，感染了肝炎病毒的患者都是肝癌的高危人群。

Q: 得了肝癌，还需要继续做哪些检验或者检查？

首先要完善肝功能检查，包括血常规、生化指标、凝血功能、病毒载量，然后要评估肿瘤的影像学表现，需要完善腹部增强 CT 或者 MRI、超声造影等，必要时还需完善全身检查除外转移等。

Q: 哪些疾病可能会发展成肝癌？

最常见的是慢性肝炎（如乙肝、丙肝），此外还有酒精性肝炎、脂肪性肝病、自身免疫性肝炎、血吸虫病等其他可引起肝硬化的慢性疾病。

Q: 怎么尽早发现自己得了肝癌？

首先要明确自身是否为肝癌的高危人群，如果是，则需要每半年复查一次肝脏超声及甲胎蛋白，同时积极控制诱因，如戒酒、进行抗病毒治疗等。

Q: 肝癌引起的腹痛有什么特点？

早期肝癌一般没有明显的腹痛，当肿瘤较大、累及肝被膜时会有钝痛的表现，可向后背或肩部放射。

Q: 肝癌为什么会引起黄疸？

肝癌引起的黄疸多分为两大类，一类是肝脏肿瘤过大，剩余肝组织过少，引起肝衰竭，出现黄疸的表现；另一类是肝脏肿瘤压迫胆管主干，或肿瘤瘤栓堵塞胆管诱发胆道梗阻，引起梗阻性黄疸。

Q: 肝癌为什么会引起腹腔积液？

肝癌引起腹腔积液一是因为门静脉高压加重，如肿瘤较大导致剩余肝组织少，或者门静脉主干出现癌栓，都导致入肝的门静脉阻力变大，腹腔积液生成量增多。另一个就是因为肿瘤较大导致剩余肝组织少，肝功能差，肝脏合成白蛋白的能力下降，或者由于肿瘤的消耗，患者营养不良，白蛋白低，导致腹腔积液的吸收能力下降，这些都会导致腹腔积液增多。

Q: 什么是肿瘤标志物？肝癌的肿瘤标志物是什么？

肿瘤标志物是肿瘤细胞产生和释放的某种物质，常以抗原、酶、激素等代谢产物的形式存在于肿瘤细胞内或宿主体液中，根据其生化或免疫特性可以用来识别或诊断肿瘤。肿瘤标志物在临床上主要用于原发肿瘤的发现、肿瘤高危人群的筛选、良性和恶性肿瘤的鉴别诊断、肿瘤发展程度的判断、肿瘤治疗效果的观察和评价，以及肿瘤复发和预后的预测等。

肝癌常见的肿瘤标志物有甲胎蛋白、异常凝血酶原、癌胚抗原、糖类抗原 19–9 等，但需要注意的是，虽然肿瘤标志物对诊断有帮助和提示意义，但不能仅仅依靠肿瘤标志物来诊断或者排除肝癌。

Q: 肝癌的诊断标准是什么？

肝癌诊断的金标准是病理组织学或细胞学结果。临床上诊断肝癌比较复杂，需要根据患者是否有高危因素、肿瘤标志物结果、肿瘤的大小及影像学表现综合判断。增强 MRI、增强 CT、超声造影、普美显增强 MRI 是最常见的肝癌检查。肝癌的典型影像学表现为动脉期病灶明显强化，门静脉期或延迟期强化降低，即“快进快出”。

Q: ERCP 是什么检查？肝癌必须要做吗？

ERCP 全称是内镜逆行胰胆管造影术，是用来检查和诊断胆管、胰管相关疾病的一种有创检查。肝癌患者如果累及胆管可以考虑做 ERCP。

Q: 得了肝癌有哪些治疗方式？

根据肝癌分期有不同的治疗方式，目前认为有手术机会的患者建议手术切除治疗；此外对于部分较小的肿瘤（直径小于5 cm），可以考虑消融治疗，能达到类似手术的效果，且创伤较小。对于分期较晚、不可切除的肝癌患者，可以根据病情考虑介入治疗、免疫治疗、靶向治疗、化疗等单一治疗或联合治疗方式。肝移植也是部分肝癌患者的治疗方式。

Q: 肝癌需要化疗吗？

对于不可切除的肝癌患者，可以考虑化疗，包括静脉化疗和介入化疗等。其中介入化疗是使用较为普遍且效果较明显的治疗方式。

Q: 肝癌有哪些化疗药物呢？

肝癌的介入化疗药物主要有铂类、阿霉素类等，静脉化疗以铂类为主（临床应用较少）。

Q: 肝癌需要放疗吗？目的是什么呢？

放疗并不是肝癌优先选择的治疗方案，其只适用于一些特殊情况的患者，或者与其他治疗方式联用，起到延缓肿瘤进展的作用。

Q: 肝癌患者可以进行肝移植吗？

可以，但肝移植对患者的筛选较为严格，患者需符合移植标准，国际上目前较为通用的是米兰标准、UCSF 标准等，国内也有不同的标准提出。

Q: 肝癌患者可以切肝治疗吗？

可以，切肝泛指用手术切除肿瘤的方式治疗肝癌，对于有手术机会的患者，手术仍然是目前首选的治疗方案。

Q: 肝癌什么时候做手术最好？

对于肝癌分期较早、有手术机会、全身状态良好的患者，手术应尽快进行。对于肿瘤分期较晚、无手术机会但全身状态良好的患者，可以尝试先行降期治疗，争取使肿瘤分期降低，以获得手术切除的机会。对于全身状态较差的患者，应先行改善患者全身状态，待可耐受手术后再进行手术。

Q: 肝癌的姑息性治疗是什么意思？

姑息性治疗是相对于根治性治疗来说的，对于部分患者，没有机会进行手术、消融、肝移植等根治性治疗，从而达到无瘤状态，只能通过其他治疗方式控制肿瘤的进展，改善患者身体状况，患者处于带瘤状态，故称为姑息性治疗。

Q: 肝癌的对症治疗是指什么？

对症治疗是指针对患者出现的问题采取相对应的治疗方式。如化验指标出现异常，就通过各种治疗去改善化验指标；出现各种症状如疼痛，就应用各种治疗方法去缓解疼痛。

Q: 肝癌的治疗需要哪些科室的综合治疗?

肝癌的治疗需要多学科的综合评估，包括肝胆外科、肝病科、影像科、介入科、放疗科、化疗科、病理科等，如果出现肝外转移，可能还需要受累器官相关科室协助诊治。

Q: 肝癌患者必须要手术治疗吗?

对于有手术机会的患者手术（包括手术切除和消融）仍是目前肝癌首选的治疗方式，其疗效确切，远期预后优于其他治疗方式。但手术风险也是患者必须要考虑的因素。

Q: 做了肝癌手术失败了怎么办?

手术失败的定义非常模糊。一种情况是术中及术后出现了严重并发症，如心肺脑血管意外等，可能直接危及患者生命；另一种情况是术前评估可切除，但术中发现肿瘤分期较晚，无法行根治性手术，这种术后还可以通过其他治疗方式来延缓肿瘤的进展。具体情况要具体分析。

Q: 得了肝癌吃中药有用吗?

中医药文化博大精深，对于肝癌的综合、联合治疗很有帮助，也可以用于肝癌的辅助治疗，但目前仍缺乏循证医学证据。目前的肝癌治疗仍是以西药为主，中药在一定程度上也可以帮助患者改善预后及生活质量，但需要去正规有资质的大型中医医院就诊，盲目服用中药可能会损伤肝肾功能，反而加重病情。

Q: 对于肝癌，中医有哪些治疗方式？

建议合理膳食、吃新鲜的食物、戒烟戒酒、适当活动、保持心情舒畅等，同时可以考虑服用一些扶正类药物改善身体状况。

Q: 肝癌的并发症有哪些？

肝癌的并发症常见的有肝性脑病、上消化道出血、大量的腹腔积液、肝癌破裂出血、转移性的血性胸腔积液感染及寒性发热、肝肾衰竭、呼吸功能的衰竭等，肝癌如果严重会出现肿瘤巨大生长，甚至出现破裂出血，这种情况是患者主要的死亡原因之一，占肝癌死因的10%。肝性脑病主要是因为肝癌的终末期肝衰竭，从而导致代谢紊乱，出现昏迷的症状。上消化道出血主要是因为肝癌晚期肝硬化出现了门静脉高压、食管胃底静脉曲张，从而引起消化道出血。大量的腹腔积液是因为肝硬化晚期会合并营养不良、白蛋白下降及门静脉高压，在多种因素的作用下导致出现大量的腹腔积液。如果出现相应的转移，会引起肾衰竭、呼吸功能衰竭及血性的胸腔积液等。肿瘤生长巨大，有可能因为中心坏死引起癌性发热或者感染，而导致出现感染性畏冷、寒战，甚至休克。

Q: 肝癌并发症发生的概率高吗？

这个要结合每一个患者的情况来看，随着肿瘤的进展，肝功能逐渐变差，这些并发症发生的概率是逐渐增高的。

Q: 肝癌并发症一般什么时候出现?

肝癌患者出现这些并发症大多是在晚期，或者肝功能基础比较差的患者容易出现。

Q: 肝癌并发症是可以预防的吗?

这些并发症多是由肿瘤的进展及肝功能的恶化引起的，因此发现肝癌后，根据肿瘤和肝功能的情况选择合理的治疗方式，最大限度地抑制肿瘤进展，并且尽量保护好肝功能，能够一定程度上减少这些并发症的发生。

Q: 肝癌手术后并发症有哪些?

对于肝癌的手术，术后需要特别注意的并发症有肝衰竭、出血、胆漏、感染等，此外，由于手术打击，心、肺、肾、脑等器官也有出现问题的风险。

Q: 肝癌手术后并发症的发生概率高吗?

肝癌手术一般都是大型手术，但随着手术技术的进步，以及科学有效的术前评估及多学科合作，可以将手术并发症降到很低的程度，肝癌手术在经验丰富的大型综合医院是比较安全的手术。

Q: 肝癌手术后并发症的预防措施是什么?

主要的预防措施就是术前科学有效的评估，包括手术可行性方面，评估患者肝功能情况，以及切除肝范围、剩余肝体积等；此外，患者全身情况的评估也十分关键，需要完善各种检查并通过会诊去评价患者其他器官功能及相关手术风险。这些措施能有效降低肝癌手术的并发症。术后科学的患者管理也能有效降低手术并发症。

Q: 肝癌手术后并发症的处理措施是什么？

多为积极有效的对症支持治疗。如果出现感染、出血等情况，根据严重程度选择药物治疗甚至手术治疗。如果出现肝衰竭，需要积极的保肝、对症支持治疗，部分患者的肝功能可以逐渐好转。其他器官如果出现问题，则需要多学科会诊协助诊治。

Q: 肝癌手术后并发症的治疗药物及注意事项有哪些？

根据患者病情而定，以尽量挽救患者生命为原则。

Q: 肝癌能治好吗？

早期肝癌有比较不错的5年生存率，但中国的肝癌患者多患有肝炎、肝硬化等疾病，即使肝癌切除以后，剩余的肝脏仍然容易发生癌症。

Q: 肝癌能自愈吗？

肝癌是恶性程度很高的肿瘤，是无法自愈的。

Q: 得了肝癌会影响寿命吗？还能活几年？

肝癌会影响寿命，不同分期的肝癌5年生存率各不相同。

Q: 得了肝癌会影响生活质量吗?

在肿瘤较小、肝功能较好的情况下，大多数患者可以维持相对正常的生活状态。随着肿瘤进展及肝功能下降，患者的生活能力评分会越来越差。

Q: 做了肝癌手术就能恢复正常吗?

手术是目前针对肝癌的治疗中疗效确切、改善预后较为明显的治疗方式。肝癌术后患者如果肝功能较好，生活水平是可以保证的。但是手术并不能一劳永逸，恶性肿瘤都有复发转移的风险，所以要规律复查，早发现早治疗，科学、理性、乐观的面对疾病，争取早日战胜病魔。

Q: 做了肝癌手术后还会复发吗?

肝癌属于肝脏的恶性肿瘤。恶性肿瘤的特点就是容易出现复发。同样，肝癌在手术之后也比较容易复发，这种复发的概率取决于手术之前肝癌的分期，即越早发现的肝癌，接受手术之后复发的风险就越低。对于肝癌，由于大多数的患者合并慢性肝炎、肝硬化等基础肝病，在肝脏肿瘤被切除之后，肝脏的剩余部位也容易新长出肿瘤。如果把肝脏比作一块沃土，那么肝硬化结节就相当于沃土里的一粒粒种子，已经发生的肝癌就是发芽生长的种子，将来其他的种子也有可能会发芽生长。肝癌最常见的复发部位是肝内转移，当然也有可能通过血管转移到肝外，如肺、骨或者通过周围的组织侵犯导致种植转移。因此肝癌即使做完了手术，治疗也并没有结束，是需要继续治疗的。

Q: 肝癌手术成功率是多少？高吗？

肝癌手术能否成功受到多方面因素的影响，不仅和肝癌的部位、大小、数目、与肝内血管的相关性等局部情况有关，而且和全身的一般情况也密切相关，当然与手术方式及做手术的主刀医生更是密不可分。肝癌手术的成功，需要手术前的严密评估，我们一般遵循两个原则：第一是手术能够彻底切除肿瘤，没有残留；第二是手术的安全性，除了全身一般情况可以耐受手术之外，还要求切除肿瘤之后剩余肝脏的功能可以满足全身的需求。肝癌手术通常指的是肝移植和肝部分切除，经过严密评估以后，通常认为肝移植的风险要更大，手术成功率在 95% 左右；而肝部分切除手术成功率则在98%左右，但肝癌手术不仅要考虑成功率的问题，还要综合考虑就诊医院的整体实力、肝源、医疗费用等。

Q: 肝癌患者可以生孩子吗？

这是一个相对比较复杂的问题，首先，肝癌是一种比较难治愈的恶性肿瘤性疾病，在肿瘤未经治疗的时候，由于恶性肿瘤都会对身体造成很大消耗，患者的营养状态比较差，而且患者的免疫力也比较低，容易出现其他疾病，在这种状态下，显然是不适合怀孕生孩子的。其次对于肝癌，现有的主要治疗手段包括手术、介入、放疗、靶向治疗和免疫治疗等，在治疗过程中，多数药物都对胎儿会有比较大的影响，如致畸、致残、致流产，因此在治疗过程中，也不可以怀孕生孩子。但是，对于部分肝癌患者，经过持续的治疗，连续观察 5 年后，肝癌仍然没有复发或转移的迹象，我们认为已经达到了临床治愈水平，这时候如果患者的年龄及身体条件合适，没有其他不适合怀孕的情况，是可以考虑怀孕的。

Q: 肝癌暂时不治疗，会越来越严重吗？

肝癌不治疗，肯定会越来越重。这是因为肝癌是恶性肿瘤，具有恶性肿瘤的特点。首先，恶性肿瘤细胞在人的身体里可以不受限制地自我复制，因为肝脏是实体器官，所以肝癌在身体里边起初可能只是一个癌细胞，但随着其不断地自我复制，会逐渐长出结节、肿块，甚至出现巨块型的肝癌。其次肝脏本身血供极其丰富，肝脏就像一棵树的树冠一样，树叶好比肝细胞，里边的树枝树干就相当于肝脏的血管，因此肝癌是比较容易通过肝内血管进行播散、出现肝内转移的。如果在发现肝癌之后，不及时治疗，等肿瘤持续进展，侵犯了大的血管或出现远处转移的时候，再想积极治疗，只会越来越被动。因此对于肝癌，我们推荐早发现、早诊断、早治疗。

Q: 得了肝癌，需要静养吗？能做运动吗？

得了肝癌之后，是否需要静养，我们需要根据肝癌分期及治疗阶段来具体分析。分期比较晚的肝癌，通常情况下对身体造成巨大消耗，患者多数会有乏力等一系列症状，建议静养。如果分期比较早，患者身体条件比较好，日常生活中多数时间都可以正常下地活动，那么在治疗准备阶段，建议在不造成疲劳的前提下适当运动，这样可以提高免疫力，并保持身心愉悦。我们推荐以手术为主的综合治疗来治疗肝癌，因此在手术之后没有康复的过程中，在体力允许的情况下，我们也鼓励患者适度下地活动，这样可以促进胃肠道功能恢复，减少肠粘连发生，但不推荐走路以外的其他运动。在过了手术康复时间之后，推荐没有剧烈对抗但能够适当增加心肺功能的运动，如跑步、打乒乓球、打羽毛球等运动。

Q: 什么情况容易引起肝癌加重？

肝癌是否加重主要取决于两个方面：首先是外界的干预，也就是针对肝癌的治疗，得了肝癌之后我们要尽早开始规范的治疗；其次是得了肝癌的患者本身的情况，众所周知，免疫功能是否正常，和肿瘤是否加重密不可分，因此导致免疫力下降的情况都有可能引起肝癌加重。节食、偏食、挑食等可能导致营养不良，肝癌是一种消耗性疾病，如果提供的营养跟不上，会消耗本身所拥有的肌肉等，导致明显的消瘦，因此我们建议肝癌患者均衡饮食；酗酒、吸毒等恶习，或许可以让人飘飘欲仙一时爽，但肝癌进展则会引起一世伤；经常熬夜或劳累，也会导致免疫力低下，因此我们推荐肝癌患者要有规律的作息。

Q: 肝癌加重会有什么表现？

肝脏本身是缺乏神经的，因此肝癌这个疾病存在隐匿性，早期缺乏典型的症状，不易发现，但如果肝癌持续进展则可能会出现一些比较严重的表现。如果肝癌持续增大，长到了肝脏的表面，可能会引起右上腹的胀痛或隐隐约约的难受；如果继续生长，在肚子里边自己长破了或者受到外力撞击发生了破裂，则会导致肚子里边大出血，除了肚子疼以外，患者还会有急性失血性休克的表现，如口渴（出血导致血容量不足会出现口渴）、心慌（心率增快）、昏睡或昏迷（低血压导致大脑供血不足）、尿少（低血压导致肾脏供血不足），这些情况多数会同时出现。肝癌向肝内持续生长的话，如果侵犯了肝脏中让胆汁进入肠子的通道，会导致胆汁反流进入血液，引起眼睛和全身皮肤发黄、小便颜色加深（浓茶水样）；如果侵犯了肝脏的供血血管，则可能会引起肝衰竭，早期肚子里边出现大量腹腔积液，凝血功能变差，磕碰以后容易出现淤斑等，到晚期则可能表现为吐血或昏迷。如果肝癌加重，转移到其他部位，则可能会引起相应部位的不舒服，如转移到哪里的骨头，就会引起哪里的疼痛。

Q: 肝癌症状加重怎么处理?

肝癌症状加重，我们通常的处理分为两部分。一部分就是对症治疗，如患者肝功能不好，我们就用保肝药改善肝功能；如果患者出现黄疸，我们可能针对性地引流胆汁；如果患者发生肝癌破裂出血，我们就对症的纠正休克，进行输血抗休克等治疗。另一部分则是针对肝癌本身的治疗，我们提倡以外科手术为主的综合治疗：手术是唯一可能治愈肝癌的手段，因此在有手术机会的时候，建议进行根治性手术治疗；如果手术不能做到根治性切除，则推荐其他的治疗方式，如介入治疗、放疗、靶向治疗、免疫治疗、中医药治疗等。

Q: 得了肝癌有什么忌口吗?

对于肝癌患者，饮食方面还是有一些特殊要求的。

首先肝癌大多发生在肝硬化的基础上，由于食管、胃的血液要先流入肝脏进行代谢才会回到心脏，在肝硬化的情况下，血流的阻力会变大，在这种条件下食管和胃的静脉血管会在阻力的作用下增粗并且变得更表浅，这种情况被称为食管胃底静脉曲张。我们建议有肝癌的患者朋友，尤其是有肝硬化、食管胃底静脉曲张的患者朋友，务必不要吃生硬食物，如果咽下去的生硬食物划破了食管或胃里边曲张的静脉，可能会引起难以阻止的、致命性的大出血。

其次务必戒酒，众所周知酒精伤肝，这是因为酒精必须要经过肝脏代谢才能排出体外，饮酒尤其是酗酒会大大增加肝脏负担，得了肝癌之后本身有功能的肝细胞就减少了，一顿酒有可能会成为压死骆驼的最后一根稻草。

此外，肝脏也是脂肪和糖代谢的重要一环，因此肝癌患者不推荐高脂或高糖饮食，建议适量多吃优质蛋白。其他的忌口情况和普通人没太大区别，如避免过冷、过烫或特别辛辣的食物，尽量少吃腌制食品或放置时间太长的食物。

Q: 得了肝癌，吃什么可以帮助康复？

得了肝癌之后，吃什么会更好应该是阶段性的。

首先得了肝癌之后，在完成根治性手术早期，胃肠道功能可能还没有完全恢复，这个阶段应该吃一些容易消化的流食、半流食，如粥、面条、面片等。在胃肠道功能恢复之后，饮食也是有讲究的。由于肝癌是消耗性疾病，因此我们首先应该避免营养不良的情况出现，需要均衡饮食，因为偏食、挑食都有可能会导致某些营养成分的不足，引起营养不良，加速肝癌对全身的消耗。其次，得了肝癌之后，有正常功能的肝细胞会减少，因此我们的饮食在满足营养均衡的基础上，要减少肝脏的负担。过多的糖或脂肪都需要在肝脏内进行转化或代谢，大大增加了肝脏负担，所以我们推荐肝癌的患者朋友以低脂低糖精蛋白饮食（蛋白粉、动物瘦肉或鱼肉）为主，并适当增加蔬菜水果的摄入，可以很好地补充维生素或微量元素。

Q: 得了肝癌日常生活中需要注意什么？

得了肝癌之后，日常生活中的吃住行都有一些讲究。

首先，饮食要均衡，均衡饮食可以避免营养不良，减少肝癌对全身的消耗；低脂低糖精蛋白是比较合理的饮食结构，可以避免增加肝脏的负担，延缓疾病的进展。要多吃蔬菜水果，避免腹泻或便秘，腹泻可能会引起体内过多的水分丢失，导致肝功能恶化；便秘也可能会增加肠道内物质的吸收，加重终末期肝病的进展。饮食务必要避免生硬食物，肝癌患者多数有肝硬化，食用生硬食物可能会诱发致命性的消化道出血。

其次，居住环境要尽量使人身心愉悦，避免噪音、潮湿、过热或过冷等不利因素，这样可以得到更好的休息，有更好的身心条件去接受相关的治疗。

最后，即使被感染，在身体条件允许的情况下，也建议适度运动，增加身体抵抗力，但应该避免可能会导致疲劳或腹部撞击的剧烈运动。

Q: 肝癌做完手术伤口愈合要多久?

肝癌手术无论微创还是开刀，都是上腹部切口，手术伤口的愈合通常情况下需要 7 ～ 9 天，但影响伤口愈合的因素是多种多样的。

年龄是影响切口愈合的重要因素，机体新陈代谢活跃的中青年和缺少活力的老人，愈合能力明显是不同的，因此年轻人可以 7 ～ 8 天拆线，但老人一般建议 9 天，甚至更晚。

基础疾病及相关的药物也可能会延缓伤口的愈合。大家都知道糖尿病患者的愈合能力要稍逊一筹，其实某些疾病相关的药物也会减慢切口的愈合速度，如用于治疗类风湿、过敏、器官移植等疾病的激素，在使用激素的情况下，我们要延长切口的拆线时间。

另外腹部张力增加、反复手术等情况也会延缓伤口的愈合，通常情况下会延长至 2 周，但如果出现伤口脂肪液化，甚至感染，则需要反复换药，甚至重新缝合才能使切口逐渐愈合。

Q: 做完肝癌手术后有什么注意事项?

做完肝癌手术之后，务必要遵医嘱，因为除了亲戚朋友之外，和患者是同一条战线的就只有医生和护士了。首先，做完肝癌手术之后，可能会有胃管、尿管、中心静脉导管及腹腔引流管，虽然这些管道都会在身体上进行固定，但如果使劲儿扯的话，还是能扯出来的。如果还没到拔管的时候，不小心把管道拔出来了，可能会引起出血、高热等严重后果，因此不管是在床上翻身，还是下地活动，都务必先把身上的管道理顺了再动。另外，做完肝癌手术之后，如果没有禁忌，且体力允许，建议多下地活动，避免长期卧床，这样可以促进胃肠道功能恢复，减少肠粘连的发生，降低肺部感染的发生率，促进伤口的愈合。手术之后，饮食建议量力而行、循序渐进，从流食、半流食逐渐过渡，恢复正常之后，建议低脂低糖精蛋白饮食。另外，术后有什么特殊情况，建议和主管医生及时沟通，查房的时候是最好的沟通时间。

Q: 肝癌与压力、睡眠、情绪等因素有关吗?

发生肝癌最主要的危险因素包括乙型肝炎病毒和（或）丙型肝炎病毒感染、过度饮酒、非酒精性脂肪性肝炎、其他原因引起的肝硬化及有肝癌家族史，因此肝癌的发生与压力、睡眠、情绪等因素关系并不明确，但是得了肝癌之后，在整个治疗过程中，免疫力的下降都有可能会加速肝癌的进展，因此营养不良、压力过大、睡眠不足、不良情绪等导致免疫力下降的诸多因素都有可能为肝癌患者的病情进展提供“火力支援”，所以肝癌患者应该均衡饮食、放松心情、保持充足睡眠、稳定情绪、适度锻炼身体，以提高免疫力，为接受规范治疗保驾护航。

Q: 确诊肝癌后，需要戒烟、戒酒吗?

确诊肝癌之后，戒酒和戒烟是很有必要的。

饮酒尤其是酗酒本身就是引起肝硬化或酒精性肝病的最常见原因之一，能大大增加肝癌发生风险。酒精必须要经过肝脏代谢之后，才能排出体外。得了肝癌之后，有正常功能的肝细胞减少，饮酒甚至酗酒后，会增加肝脏的负担，如果肿瘤比较大或比较多，在肝功能不好的情况下，一顿酒可能就是压垮肝功能的最后一根稻草。

得了肝癌后，要接受以外科为主的综合治疗，肝脏手术是全身麻醉的上腹部手术，长期抽烟的患者，肺功能多数存在问题，术前需要评估肺功能是不是能够耐受全身麻醉的手术。研究证明戒烟两周后，肺功能会有比较明显的改善，因此确诊肝癌之后，建议尽早戒烟，为手术治疗提前做好准备，否则可能会因为肺功能太差，不能接受手术治疗。而且手术之后切口在上腹部，抽烟的患者术后咳嗽引起切口疼痛会大大增加痛苦，也有部分患者因术后害怕咳嗽诱发疼痛，导致痰液不能咳出，引起憋气甚至需要抢救。

Q: 确诊肝癌后，应该如何调节自己的心态?

由于肝癌是较难治愈的恶性肿瘤，确诊肝癌后，患者往往会出现怀疑、焦虑甚至绝望、自暴自弃等不良情绪，在肝癌的治疗过程中，遵医嘱积极配合是重要的一环，因此我们需要调整心态。首先，虽说肝癌较难治愈，且治疗后复发率很高，需要我们做好长期战斗准备，但并不是不可治疗，根据肝癌的分期，接受以外科为主的综合治疗，可以延长生存时间，提高生存质量，有一部分肝癌患者也能达到临床治愈的水平，因此我们要坚定治疗信心。另外，在肝癌治疗过程中，免疫力下降可能会加速疾病的进展，好的免疫力可以和对肝癌的治疗起到相辅相成的作用，积极乐观的心态、均衡饮食、适度锻炼、充足睡眠可以提高免疫力，为我们取得良好治疗效果打下基础。

Q: 确诊肝癌后，是否要告知患者实情？如何告知？

确诊肝癌后，无论肝癌分期如何，都建议如实相告。如果有治疗机会，患者的配合是治疗过程中必不可少的一环；如果是终末期肝癌，没有治疗机会，及时告知患者实情，有利于患者安排剩下的时间及剩下的事情，隐瞒病情，可能会让患者留下不可弥补的遗憾。

患者在得知确诊肝癌的事实后，往往会经历一个怀疑、焦虑的过程，这是因为大家在生活中通常是谈癌色变，认为得了肝癌就是绝症，害怕往往是因为看不到希望，首先家属要过自己这一关，正确认识这个疾病，才能传递出正确的信息。认为肝癌是绝症，这就是一个误解。虽说肝癌比较难治愈，且有些人治疗后可能会复发，需要我们做好长期战斗准备，但并不是不可治疗，根据肝癌的分期，接受以外科为主的综合治疗，可以延长生存时间，提高生存质量，有一部分肝癌患者也能达到临床治愈的水平，因此我们要坚定治疗信心。

实事求是地告知患者，让其接受专业的肝胆外科医生的帮助，是对肝癌患者最大的尊重。

Q: 肝癌患者住院期间，家属能提供什么帮助？

肝癌患者住院期间，家属能起到的作用还是比较多的。

首先，是住院手续的办理，可能需要在住院处和病房之间往返，家属可以协助办理。

其次，在住进病房以后，家属帮着患者遵医嘱接受治疗，是陪住最重要的任务之一，其他则是根据患者的病情及接受的治疗提供一些帮助。在手术前，陪同患者接受检查，可以使患者更放松，且有些检查如增强 CT 或增强核磁是需要家属签字才可以进行的。在手术后，患者身上会有一些管道如胃管、尿管、引流管等，无论是在床上翻身还是下地活动，家属务必先帮忙把管道理顺再让患者动，否则如果还没到拔管时候，就不小心把管道扯出来，可能会引起出血、感染等严重问题；术后患者体力及精神状态往往较差，输液需要陪床家属看护，一种药物结束之后需要家属帮忙呼叫护士更换；患者在长期卧床的过程中，需要家属帮忙按摩下肢，或鼓励患者在床上自主活动下肢，在下床的过程中，需要搀扶，避免跌倒摔伤；监护仪报警，或指标异常、引流管异常，或患者有疼痛等不舒服时，需要及时呼叫或寻找医生护士，及时解决问题。陪护非常辛苦，但却是肝癌患者在接受手术治疗后不可或缺的。

如果肝癌患者一般情况很好，完全可以自理，接受的治疗又不需要麻醉或长期卧床，没有陪护也是完全可以的。

Q：患者确诊肝癌后，家属应该做些什么准备？

患者确诊肝癌后，家属需要做的准备工作还是比较多的。

首先，肝癌的治疗不仅需要专业的肝胆外科医生提供规范的治疗，患者的配合也是治疗过程中重要的一个环节，因此如实告知患者病情，取得患者的配合是家属要做的第一件事。

其次，肝癌的治疗是一个长期的消耗战，花费较多，需要根据家庭经济情况，准备相关费用，用于肝癌的治疗。好在国家给我们提供了有力的保障，要根据自家情况，明确医保或新农合报销比例、报销条件，如果需要转诊，需要提前准备好相关物品及材料，了解除了国家医疗保险之外，是否有相关商业保险可以帮助减轻经济负担。

另外，患者如果接受以手术为主的综合治疗，多数情况下需要家属陪护，因此工作也需要根据治疗时间，进行一定的安排，提前预留时间。

其他就根据具体情况，具体安排了。

Q: 如何帮助缓解肝癌患者的痛苦或疼痛?

肝癌患者的痛苦或疼痛复杂而多变，我们可以把握原则。一般情况下缓解方法有两种，一种是针对肝癌本身的治疗，如果有手术机会，建议接受以手术为主的综合治疗；如果没有手术机会，身体条件允许的情况下，建议接受介入治疗、放疗、靶向治疗、免疫治疗等针对肝癌的抗肿瘤治疗，肿瘤的控制有助于从根本上缓解或解除患者的痛苦。另外一种就是对症治疗，哪里有痛苦就采取针对性的措施进行缓解，如肝癌进展伴随消化不良，可以口服助消化的药物；或者肝癌出现骨转移引起了疼痛，除了对症止痛以外，还可以找骨科进行咨询，是否能够通过手术解决问题。另外在生活中给患者提供良好的环境，帮助患者维持积极乐观的心态，均衡饮食、适度锻炼、充足睡眠也可以适当减轻患者的痛苦。

Q: 患者处于终末期时，应如何提升其生活质量?

对于终末期肝癌的患者，为了改善生活质量，减少痛苦，应给予最佳支持治疗，包括积极镇痛，纠正低白蛋白血症，加强营养支持，控制合并糖尿病患者的血糖水平，处理腹腔积液、黄疸、肝性脑病、消化道出血及肝肾综合征等并发症。针对有症状的骨转移患者，可以使用双膦酸盐类药物。另外，适度的康复运动可以增强患者的免疫功能。同时，要重视患者的心理干预，增强患者战胜疾病的信心，把消极心理转化为积极心理，通过舒缓疗护让其享有安全感、舒适感，从而减少抑郁与焦虑。

Q: 治疗肝癌，大概需要花费多少钱？

肝癌的治疗相对复杂，而且变数较大，不同分期的肝癌最佳治疗方案不同，不同的患者治疗后的反应也不完全相同，因此费用不能一概而论。我们根据不同的治疗手段进行大概的分类，具体如下。

（1）外科手术治疗：肝移植是最具外科挑战的手术方式，至少需要准备 30 万。肝部分切除是更加大众的选择，如果手术过程及术后康复顺利，所需费用为 6 万～ 8 万；如果术后恢复不顺利，可能需要在重症监护室维持治疗，所需花费会更多。

（2）消融治疗：对于 3 cm 以内的肿瘤，经研究发现，射频消融可以达到和肝切除同等的疗效，且创伤更小，恢复更快，根据肿瘤的部位可能选择不同的麻醉方式，如果顺利的话，其花费为 3 万～ 4 万。

（3）介入治疗：对于没有手术机会或手术之后有高复发风险的患者，介入治疗是其治疗过程中不可或缺的一部分，根据所用药物不同，其费用为 2 万～ 3 万。

（4）靶向及免疫治疗：系统抗肿瘤治疗在中晚期肝癌的治疗过程中发挥重要的作用，可以控制疾病的进展，延长患者的生存时间。根据选择的药物不同，其费用为每年 5 万～ 12 万。

Q: 孕妇确诊了肝癌，还能生孩子吗?

孕妇确诊肝癌之后，是否能生孩子，需要全盘考虑。

一方面是肝癌的分期，首先，肝癌是消耗性疾病，多数患者会出现营养不良，而且其本身的免疫力会下降，容易出现其他疾病；其次，从肝癌的治疗原则来讲，一旦确诊，建议尽早开始治疗，治疗的大多数手段及药物都不利于胎儿的发育。因此从理论上来说，确诊了肝癌的孕妇是不建议继续孕育新生命的。

另一方面，如果确诊的时候，孕周已经超过 28 周，理论上来讲孩子生下来以后是可以存活的，但前提是孕检发现孩子是无畸无残的状态。但如果确诊肝癌的时候，胎儿月份较小，建议终止妊娠，尽早治疗肝癌。如果确诊的时候，胎儿接近 28 周，需要如实告知患者及其亲属相关利弊，建议他们慎重考虑。

Q: 治疗肝癌如何选择医院?

肝癌的治疗不仅要考虑医院的医疗能力，还要考虑经济水平及相关地区的医疗报销政策。

肝癌治疗领域的特点是多学科参与、多种治疗方法共存，常见治疗方法包括肝切除术、肝移植术、消融治疗、经导管动脉化疗栓塞（TACE）、放射治疗、系统抗肿瘤治疗等多种手段，针对不同分期的肝癌患者选择合理的治疗方法可以使疗效最大化。肝癌的诊疗，尤其是疑难复杂病例的诊治须经多学科诊疗团队共同讨论后选择最佳方案，以避免单科治疗的局限性，这样肝癌患者才能获得最佳疗效。

第三章

胆囊结石

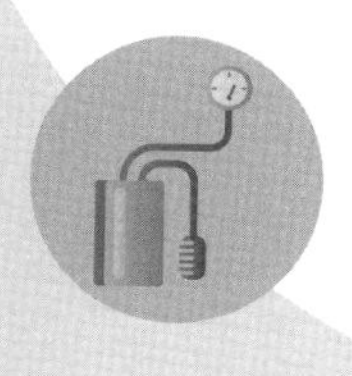

Q: 什么是胆囊结石？

胆囊是人体的一个消化器官，古语有云“肝胆相照”，这个胆囊便是长在肝脏的上面，具体来说是长在肝脏的胆道系统之上。生活中一个常见的误区便是胆汁是由胆囊产生的，而实际上胆汁是由肝脏产生的，肝细胞分泌的胆汁会进入胆管，再由胆管输送到胆囊。胆囊在储存胆汁的过程中，将胆汁进行浓缩，如果在这个浓缩的过程中发生异常，胆汁中的胆固醇、胆红素等物质析出成块，就会形成胆囊结石。

Q: 得胆囊结石的人多吗？为什么会得胆囊结石？

胆囊结石的发病率比较高。据统计，我国胆囊结石的发病率约为10%。胆囊结石是肝胆外科常见病和多发病，发病率随着年龄的增长而增加。胆囊结石与不良饮食习惯、缺乏运动、肥胖、慢性胆囊炎、肝硬化等诱因有很大的关系。长期爱吃高脂肪、高胆固醇的食物或者慢性炎症刺激，都会导致胆汁淤积，容易诱发胆囊结石。肝硬化患者由局部胆管纤维化导致胆汁淤积，继而胆汁排出不畅，也容易诱发胆囊结石。

Q: 胆囊结石可以提前预防吗？

胆囊结石的预防主要依赖日常健康的生活习惯。适当锻炼，避免肥胖，避免高脂肪、高胆固醇的饮食习惯，一日三餐饮食规律，避免长时间不进食导致胆汁长时间在胆囊内储存浓缩，这些都可以降低胆囊结石的发病率。另外，虽然说要避免油腻的饮食习惯，但是也不建议养成完全不吃肉类的偏食习惯。完全素食不仅可能导致胆囊长时间充盈而出现功能异常，还有可能引起身体的其他健康问题。

Q: 得了胆囊结石，有什么典型症状吗？

胆囊结石最典型的症状是进食后，尤其是在进食油腻的食物之后出现右上腹或上腹疼痛。这种疼痛又被称为胆绞痛，可呈阵发性的绞痛或胀痛感，通常可随时间自行缓解。但如果胆绞痛持续时间较长、程度较重，就可以发展为急性胆囊炎。急性胆囊炎是外科急腹症的一种，是由各种原因引起的胆囊急性炎症，常见病因为胆囊结石，临床表现为突发右上腹痛，同时可伴有恶心、呕吐、发热等症状，影像学检查多有胆囊壁水肿增厚、周围炎性渗出表现。

Q: 胆囊结石会遗传或者传染给别人吗？家人需要做什么检查吗？

胆囊结石不会遗传或者传染，但是胆囊结石的形成与饮食习惯有关，而一个家庭的饮食习惯可能导致全部家庭成员都处于形成胆囊结石的危险当中。所以生活当中经常见到一家人大多患有胆囊结石的情况，但是这并不是因为遗传或传染。如果一位家庭成员发现了胆囊结石，其他家庭成员就算没有不适，也不妨去医院进行腹部超声检查，也许可以早期发现胆囊结石的病情。

Q: 得了胆囊结石，还需要继续做哪些检验或者检查？

胆囊结石的诊断主要依赖于影像学检查。最常用的检查就是超声检查，也就是 B 超。腹部超声可以直接看到胆囊内的高回声团块，而且除了结石被结实地卡住的情况，可以在超声下观察到团块随身体的姿势改变滚来滚去的影像。所以腹部超声是诊断胆囊结石最简单有效的检查。其他可以选择的检查还有 CT，以及核磁共振检查。其中，核磁共振检查的效果优于 CT 检查，一是核磁共振检查对比 CT 检查，身体不用受到射线照射；二是核磁共振的成像原理使其可以看到 CT 看不到的一些“比较软”的结石。进行上述影像学检查不仅是为了明确胆囊结石的病情，也是为了观察除胆囊之外，肝脏内外的胆管当中有没有结石的存在。在抽血化验方面，血常规中白细胞计数及中性粒细胞比例可以判断是否存在胆囊炎症及感染的情况；肝功能检查中转氨酶及胆红素的水平可以判断胆囊的炎症对肝脏的影响及是否存在胆道梗阻的情况；肿瘤标志物检查中糖类抗原 19–9（CA19–9）水平可以用来筛查是否存在胆囊、胆道系统癌变的问题。

Q: 怎么尽早发现自己得了胆囊结石?

胆囊结石的典型症状是进食后右上腹部或上腹部疼痛，尤其是在进食油腻的食物之后。如果说出现了这些症状表现，建议尽早去医院接受检查，明确病情。常见的一个耽误病情的情况是，患者将上腹部的疼痛归因于胃痛，在自行服用胃药不管用，或是进行了胃镜检查没有发现明显的问题后，才去检查胆囊方面。而反过来将胆囊的疼痛误会为胃疼的情况也很常见，其实这是因为人们对于内脏疼痛的感觉、定位，往往没有那么准确，容易混淆。腹部超声检查简单又方便，在出现餐后右上腹痛及上腹痛的症状后，先做一个超声检查再去预约胃镜也不迟。

Q: 胆囊结石为什么会引起黄疸?

胆囊结石引起黄疸的情况主要有两种。第一种是胆囊结石从胆囊进入了胆总管中，结石堵住了胆管或影响了其通畅性，使胆汁无法顺利进入肠道，就会引起黄疸；第二种是当胆囊结石引起急性胆囊炎时，胆囊因为炎症水肿也会影响到周围的肝脏组织及胆管结构，导致胆道不通畅，引起胆红素升高，发生黄疸。不管是上述哪种情况，都是比较严重的，需要及时到医院就诊，接受治疗。

Q: 胆囊结石的诊断标准是什么?

胆囊结石的诊断主要依赖超声、CT 等影像学检查。影像学检查如果发现胆囊内有结石，就可以明确诊断。首选的检查是 B 超，如果发现胆囊内出现强回声，伴有声影，随体位改变，就可以诊断为胆囊结石，超声诊断胆囊结石的准确率比较高。CT 检查也可以表现为胆囊内强回声，伴有胆囊壁增厚，但如果是低密度或者是等密度的结石，CT 不容易发现。当患者较胖或有肠道气体干扰时，可以通过核磁共振等检查来明确是否有胆囊结石。

Q: 胆囊结石有哪些治疗方式?

胆囊结石的治疗主要分为依赖控制饮食、服用药物的保守治疗，以及通过手术切除胆囊的手术治疗两类。得了胆囊结石后，为了避免诱发胆绞痛等症状，在日常饮食中应避免进食油腻的食物，如肥肉、油炸食品等，这一点在胆囊结石的保守治疗中至关重要。另外，还可以通过口服一些对胆结石有作用的药物，起到缓解症状、延缓病情发展的作用。而手术治疗则主要有胆囊切除，以及保胆取石手术两种。因为保胆取石手术没有去除患病的胆囊，术后存在再次生成新的胆囊结石的问题，所以我们一般推荐患者选择胆囊切除手术。

Q: 胆囊结石必须要手术治疗吗？

不是所有的胆囊结石都需要手术治疗。市面上虽然有许多号称具有溶解胆囊结石作用的溶石药物，但是从目前的统计数据及临床经验上来看，这些药物都并不具有确定的效果。所以在真正有效的溶石药物被研制出来之前，胆囊结石的主要治疗方法还是手术切除。胆囊结石如果不做手术，可以反复引起胆绞痛、胆囊炎、胰腺炎、胆囊穿孔，甚至诱发胆囊癌等。如果通过饮食控制或药物治疗效果不佳，胆囊结石体积较大，抑或是复查发现有胆囊壁局部增厚等可疑癌变的情况，还是建议接受手术治疗，切除胆囊。

Q: 胆囊结石什么时候做手术最好？

一般我们建议符合以下条件的胆囊结石患者接受手术治疗，切除胆囊。首先是胆囊结石体积较大的患者，胆囊结石的直径大于 2 cm 的话，对胆囊壁的慢性炎症刺激较强；其次是曾有胆绞痛、胆囊炎发作病史的患者，存在反复发作的风险，而反复的炎症则会提高癌变的风险；再者就是一些特殊情况，包括但不限于：胆囊充满型结石、胆囊萎缩、胆囊分隔、胆囊结石合并胆囊息肉等。胆囊结石的手术一般被认为属于择期手术，意思是患者可以不必着急，自行选择手术的时间也不会对病情有明显的影响，一般建议选在胆囊没有急性炎症、患者身体整体处于健康状态的时候。当然，虽然说是不着急，但是也不建议拖延个十年八年，因为时间拖得过长，就有可能会给胆囊的癌变提供机会。

Q: 胆囊结石的姑息性治疗是什么意思?

胆囊结石的姑息性治疗一般是指在胆囊结石引起急性炎症时，可能会因为炎症过重，导致手术切除胆囊十分困难，强行切除胆囊存在损伤胆管及其他附近器官的风险。这种时候可以从体外对胆囊进行穿刺，放置一根引流的导管，将胆囊内感染的胆汁抽出体外，从而缓解急性胆囊炎的感染及疼痛症状。但是这种治疗方式没有将胆囊内的结石去除，也没有治好胆囊本身的功能异常。所以在急性炎症缓解之后，依然建议接受手术治疗，切除胆囊。

Q: 胆囊结石的对症治疗是指什么?

胆囊结石的保守治疗主要指除了手术治疗之外的其他治疗方式。其中一般治疗药物主要有促进胆汁分泌排泄的利胆类药物和旨在将胆囊结石溶解的溶石类药物，可以起到缓解症状、减轻痛苦的作用。而当胆囊结石引发胆囊炎时，药物治疗则以解除胆囊痉挛疼痛的解痉类药物，和治疗细菌感染的抗感染类药物为主，目标是治疗急性胆囊炎症，缓解患者的病情。

Q: 胆囊结石需要哪些科室的综合治疗？

胆囊结石的治疗一般由消化内科、普通外科，或是更专业的肝胆外科进行。在普通外科或消化内科门诊，都可以开具保守治疗的药物来缓解症状。而手术治疗则需要在外科的病房进行。另外，在对急性胆囊炎进行胆囊穿刺引流时，还需要超声科或介入科的医生进行操作。

Q: 中医有哪些治疗方式？

胆囊结石的中医治疗主要以药物治疗为主，一些具有消炎利胆、溶石排石作用的中药或中成药在临床中被广泛应用，并且有一定的效果。在使用药物治疗的过程中，除了观察自身症状有无改善外，还需要定期复查腹部超声等来观察结石大小的变化，以评估治疗的效果。如果中药药物治疗效果不理想，还是需要继续到消化科或外科接受其他治疗。

Q: 胆囊结石的并发症有哪些？

胆囊结石除本身可以引起胆绞痛之外，结石堵塞胆囊管还可导致胆囊内细菌感染发生急性胆囊炎，严重的急性胆囊炎可以由胆囊肿大、张力过高导致胆囊壁缺血坏死，发生胆囊坏疽穿孔。严重的感染也可以使胆囊内大量细菌进入血液循环，导致败血症、脓毒症休克等情况。另外，胆囊结石还有可能从胆囊管排出进入胆总管内，运气好的话，进入胆总管的结石可能通过胆管下端与肠管的接口处进入肠道排出体外；但是如果结石较大，滞留在胆总管内发生堵塞，就会引起胆管炎或者胰腺炎。此外，结石对于胆囊、胆管的刺激及造成的炎症反应，都有可能诱发胆囊或胆管的癌变。

Q: 胆囊结石手术后并发症有哪些?

胆囊结石手术切除胆囊后会出现消化不良、腹泻的症状，少数患者还会出现腹痛等症状。正常情况下胆囊是储存胆汁的器官，可以浓缩胆汁，帮助消化脂肪、胆固醇等食物成分。胆囊切除后，胆汁无处存放，就会直接排泄到肠道，所以进食油腻食物后会出现消化不良、脂肪泻的现象。另外少数患者会出现腹痛的症状，这种情况被称为胆囊切除术后综合征，一般认为是由胆囊上原有的内脏神经被一并切断所导致的。胆囊切除以后，胆汁直接从胆总管进入肠道，所以胆总管会出现代偿性扩张，有可能会形成胆总管结石。

Q: 胆囊结石手术后腹泻如何缓解?

胆囊切除术后，因为失去了胆囊这一消化器官，人体对于油脂类食物的消化能力会明显下降，进食大量油腻食物时就会发生明显的消化不良，被称为脂肪泻。所以胆囊切除术后的前几个月内，一般建议最好不要吃油腻的食物，如油炸食品、肥肉、全脂牛奶、鸡蛋黄等。随着时间的推移，人体会逐渐适应没有胆囊的状态，胆总管也会慢慢扩张变粗来替代胆囊的储存功能。此时腹泻的症状就会逐渐减轻，就可以尝试着逐步恢复正常饮食了。关键在于不要着急，慢慢恢复，切除了胆囊的人最终也可以和正常人一样大口吃肉。

Q: 胆囊结石手术后并发症的处理措施是什么？

胆囊结石术后的并发症大多会随着时间减轻。消化不良及腹泻的症状随着身体慢慢适应没有胆囊的状态，会逐渐减轻，术后一般建议不要吃油腻的食物，在术后一两个月的时候，如果肠道消化状态有改善，可以尝试吃一些肉类食物，如果没有出现腹泻或腹痛的表现，就可以慢慢恢复到正常饮食，一般在术后 1 年左右，就可以和正常人一样吃饭了。而术后的腹痛表现，往往与手术后局部的炎症及手术区域神经损伤有关，随着局部组织的修复及愈合，一般都会慢慢缓解。

Q: 胆囊结石术后并发症的治疗药物及注意事项有哪些？

在胆囊结石术后的恢复过程中，可以使用促进胆汁分泌的药物来进行辅助治疗，改善症状，常用的药物有熊去氧胆酸等。另外，疼痛症状强烈时也可以使用止疼药物缓解疼痛，改善生活质量。但是药物治疗只是辅助，不能依赖药物，患者仍然要注意控制饮食，并且等待身体的自我修复及适应。

Q: 胆囊结石能自愈吗？

一般认为胆囊结石是不能自愈的，因为胆囊结石的成因是胆囊本身功能异常或自身胆汁成分异常，且胆囊结石一旦形成就难以通过手术之外的方法去除。目前市面上也有具有溶石排石作用的药物，可以尝试用药后观察治疗效果，但是不要盲信宣传的药物作用，目前没有药物可以确实地治愈胆囊结石。

Q: 得了胆囊结石会影响寿命吗？还能活几年？

胆囊结石虽然不会直接影响寿命，有的人身上带着胆囊结石几十年都相安无事，但是胆囊结石可引发急性胆囊炎，也许一次急性胆囊炎对于一个健康的成年人来说并不算什么，一般输几天抗生素就能治愈，但是如果胆囊炎发生在体弱的老年人身上则有可能因为感染及全身的炎症反应而使其面临生命危险。另外，胆囊结石对胆囊的长期慢性炎症刺激可能会导致胆囊发生癌变。胆囊癌是非常可怕的一种恶性肿瘤，晚期胆囊癌平均生存期可能仅有 3 ～ 5 年。所以患者一旦确诊胆囊结石，就应该对自己的健康状况密切关注，定期复查，符合手术切除标准的病例，还是建议接受胆囊切除手术，避免在往后的生命中引起严重的后果。

Q: 得了胆囊结石会影响生活质量吗？

胆囊结石对于生活质量的影响还是比较大的，最主要体现在不敢大快朵颐。因为在饱食后，尤其是进食油腻食物后，胆囊会猛烈收缩排出胆汁，挤压胆囊结石诱发胆绞痛。“美餐 = 疼痛”的负反馈会大大降低饮食生活的幸福感。严格控制饮食虽然可以缓解症状，但是不能治好胆囊结石或是消除既往的炎症痕迹。所以建议深受胆绞痛之苦的朋友们，或是不愿再忍耐不能痛快吃肉的朋友们，长痛不如短痛，接受胆囊切除手术。

Q: 做了胆囊结石手术就能恢复正常吗？

胆囊结石手术切除了患病的胆囊，彻底治愈了胆囊结石，但是在刚做完手术的一段时间内，因为身体还不适应没有胆囊的状态，容易出现消化不良、腹泻的情况，所以在刚做完手术时，还是和之前患有胆囊结石时一样，不要吃油腻的食物，避免发生腹泻的情况。但是这种饮食控制也只是暂时的，随着身体的适应和恢复，做了胆囊切除术的人，最终也可以像正常人一样开心吃饭。

Q: 做了胆囊结石手术后还会复发吗？

胆囊结石是在胆囊储存、浓缩胆汁的过程中产生的，胆囊切除之后，胆囊结石就不会再生成了。但是在胆囊切除以后，胆管承担了一部分储存胆汁的工作，如果仍然保持着高油脂高胆固醇的饮食习惯的话，还有可能在胆管内形成结石，但是这种情况相当于是患上了另一种疾病，并不是胆囊切除所导致的。

Q: 胆囊结石手术成功率是多少？高吗？

胆囊切除术目前采取的微创手术——腹腔镜胆囊切除术，是从 10 多年前开始使用的手术方式，经过 10 多年的临床实践，手术技术已经十分成熟，绝大部分患者都可以顺利完成手术。但是在胆囊结石伴急性胆囊炎的情况下，因为炎症水肿及粘连的情况，会导致手术难度增大，而且术中发生意外损伤的可能性也大大增加，所以临床上对于急性胆囊炎的患者，一般优先采取抗感染治疗控制炎症，待急性炎症缓解至少 1 个月后，再择期进行手术治疗，这样更加安全。

Q: 胆囊结石患者可以生孩子吗?

这个问题要从两方面来说。从一方面来说，不会影响怀孕。因为胆囊结石是消化系统疾病，对女性的生育功能没有任何影响。但是从另一方面来说，人是一个整体，身体的任何疾病都有可能会影响到其他部位的功能，如生育功能。对于胆囊疾病患者，尤其是育龄女性，应该积极进行术前评估，评估胆囊在怀孕前、怀孕中和怀孕后可能带来的潜在危害，防患于未然。如果结石非常大，反复发作，高度建议在怀孕之前就对胆囊进行处理，避免在怀孕期间发生急性胆囊炎，这对孕妇、胎儿都会有急性的损伤，会导致非常棘手的局面。所以对于患有胆囊结石的育龄女性，在手术指征和选择上可能要更积极一些，因为考虑到患者妊娠的因素。胆囊手术切除本身对怀孕没有任何影响，所以不要误以为胆囊切完以后对怀孕可能会有影响，其实这两者没有直接关系。相反，如果胆囊结石没有处理，可能会对怀孕有一些影响。

Q: 胆囊结石暂时不治疗，会越来越严重吗?

胆囊结石产生后，一般会如同蚌长珍珠似的逐层包裹，越来越大。较小的胆囊结石更容易随胆囊收缩活动并发生胆绞痛，而越大的胆囊结石反而因为不易活动位置相对固定，不会有明显的疼痛症状。但是越大的胆囊结石，对胆囊壁的慢性摩擦越严重，在损伤修复过程中越有可能会发生癌变。如果胆囊结石病情不加以控制，反复的炎症也会提高癌变的风险。所以虽然胆囊结石不是必须接受手术治疗，但是还是要注意饮食控制，否则病情会越来越严重，甚至导致癌变等严重后果。

Q: 得了胆囊结石，需要静养吗？能做运动吗？

得了胆囊结石不需要静养，运动也不会引起胆囊结石病情的加重。坚持日常运动和健康的生活习惯，可以降低体内脂肪及胆固醇的含量，加上饮食的控制，可以让胆汁内容易形成胆结石的胆固醇成分减少，从而减缓胆囊结石的形成速度。所以我们建议胆囊结石的患者可以适量运动，养成健康的生活行为习惯。

Q: 什么情况容易引起胆囊结石加重？有什么表现？如何处理？

胆囊结石患者在饱餐或进食油腻的食物时容易发生胆绞痛的情况。因为身体会在感受到油脂类食物时，猛烈收缩胆囊排出储存的胆汁来帮助消化食物，在这个过程中胆囊结石也会被挤来挤去，卡在胆囊较狭窄的颈部就会发生胆绞痛，严重的情况下还会发展成胆囊炎。如果疼痛严重，可以到医院使用解痉或止疼药物缓解症状；如果发展到胆囊炎则需要暂时禁食，避免进一步刺激胆囊，在医院接受输液补充必需的营养，最重要的是还要使用抗生素治疗感染。一般胆囊结石伴胆囊炎都可以通过用药控制，如果用药效果不佳，感染严重，则需要评估是否需要接受急诊手术治疗。

Q: 得了胆囊结石有什么忌口吗？

得了胆囊结石之后，建议不要吃油腻的食物，如肥肉、油炸食品、全脂牛奶等。因为身体在感受到摄入了油脂类食物时，会促进肝脏分泌胆汁，促进胆囊收缩排出胆汁，挤压胆囊结石诱发胆绞痛，甚至引起胆囊炎。严格控制饮食，减少高脂肪高胆固醇类食物的摄入，可以减少胆绞痛的发生，但是不能治好胆囊结石或是消除既往的炎症痕迹。

Q: 得了胆囊结石，吃什么可以帮助康复？

得了胆囊结石后，要注意避免食用油腻的食物，但是也要注意自身营养的均衡。如果完全不吃肉类食物，要注意从其他食物中补充身体需要的蛋白质等营养成分，否则会因为营养不良而导致身体出现其他问题。

Q: 得了胆囊结石日常生活中需要注意什么？

得了胆囊结石后，在日常生活中，除了要注意控制饮食之外，最好养成健康的生活习惯，尤其是避免长时间不吃饭、避免肥胖。长时间不吃东西，会让胆汁储存在胆囊内的时间更长，更容易形成结石或让结石变大，一日三餐定期进食也可以定期的排空胆囊内的胆汁，维持胆囊的正常功能。而肥胖体质会让胆汁内胆固醇等容易形成结石的成分增加，会加速胆囊结石病情的发展。健康的生活习惯，不仅对胆囊结石病情有着正面作用，也会让身体整体保持在健康状态。

Q: 胆囊结石做完手术伤口愈合要多久？

目前胆囊切除手术大多采用腹腔镜手术的方式，一般身体上只会留下几个 1 cm 左右的小伤口，这种腹部的小伤口在 1 星期左右就可以愈合。但是也有因为糖尿病、皮下脂肪较多等原因造成伤口愈合不良的情况，这种情况下也不要着急，定期对伤口进行消毒换药处理，这种小伤口一般都能长得好。虽然伤口很快就能愈合，但是肌肉及腹腔内手术创面的恢复仍需要较长时间，我们一般建议手术后 1 个月内都不要进行剧烈的体力活动，量力而行。

Q: 做完胆囊结石手术后有什么注意事项?

做完胆囊切除手术后，短期内要注意饮食的控制，减少油脂及胆固醇的摄入，待身体消化功能逐步恢复后，慢慢过渡到正常的饮食结构。另外一般建议在 1 周内，每 3 天对伤口进行一次消毒换药处理，避免感染，保证伤口顺利愈合。还有就是关注胆囊的病理情况，因为患有胆囊结石的人有较小的概率会同时发现早期胆囊癌，这种情况下还有后续治疗需要完成，所以手术后 1 个月左右，就算没有什么不舒服，也建议患者到手术医生门诊进行复查，询问后续治疗计划。

Q: 胆囊结石与压力、睡眠、情绪等因素有关吗?

胆囊结石与压力、睡眠、情绪等因素没有直接关系，但是人们在上述情况下，常常会伴有暴饮暴食或有肥胖的可能，这些不良的饮食习惯或身体状态，会提高胆汁内的胆固醇等容易形成结石的成分含量，与胆囊结石的形成挂钩。

Q: 确诊胆囊结石后，需要戒烟、戒酒吗？

确诊胆囊结石后，虽然该病与吸烟饮酒没有直接关系，但是吸烟及大量饮酒有害健康，作为医生希望每个人都戒烟并远离酗酒。

Q: 确诊胆囊结石后，应该如何调节自己的心态？

胆囊结石总的来说是个小病，不需要太过担心。如果深受进食后胆绞痛的困扰，需要严格控制自己的饮食，避免进食油腻的食物或是吃得太多。如果又受不了不能吃肉的“清规戒律”，可以在充分了解胆囊切除手术的优点与风险后，选择切除胆囊。等术后恢复好了，又是一条能大口吃肉的好汉。可能有些患者担心胆囊结石会诱发胆囊癌，这种情况往往见于胆囊结石拖了10多年不治的患者。在目前的医疗水平下，胆囊结石的诊治已经非常成熟，主动就医，总有适合自己的治疗方法。

Q: 确诊胆囊结石后，是否要告知患者实情？如何告知？

胆囊结石确诊后应告知患者实情，因为胆囊结石的治疗需要患者本人的主动配合。向患者解释胆囊结石的成因，以及容易诱发胆绞痛的危险因素，更重要的是如果拖延治疗时机的话，10多年之后可能会引起更可怕的后果。要充分了解敌人，而且要从战略上重视敌人，才能更好地治病。

Q: 胆囊结石患者住院期间，家属能提供什么帮助？

胆囊结石患者住院接受手术治疗期间，因为手术是采用全身麻醉的麻醉方式，手术后在麻醉药物从体内代谢干净之前，患者可能会处于一种类似于醉酒的精神状态，短时间内没有完全的自理能力，陪护的家属这时需要听从医生和护士的医嘱，照看好患者，如果出现突发情况及时呼唤医护人员。大概 6 个小时之后，麻醉药物的作用基本就消失了，这时患者就可以自理活动，家属注意帮扶，避免因伤口疼痛等导致意外情况发生。

Q: 患者确诊胆囊结石后，家属应该做些什么准备？

患者确认胆囊结石后，对于不喜欢看病的患者，家属应该督促患者及时就医。对于自制力比较差的患者，家属需要监督患者养成清淡饮食的习惯。如果尚不需要接受手术，记得督促患者每年或每半年进行体检复查。全家齐心协力，战胜胆囊结石势在必得。

Q: 如何帮助胆囊结石患者缓解痛苦或疼痛？

胆囊结石一旦引发胆绞痛，患者会经历剧烈的内脏性疼痛，家中可常备在门诊开具的消炎利胆类药物，服用药物并在症状缓解前避免继续饮食，一般持续数小时疼痛就会缓解。如果症状不缓解，则建议到急诊就诊，接受进一步的检查，必要时使用解痉药物缓解疼痛或抗生素类药物治疗感染。

第四章

胰腺炎

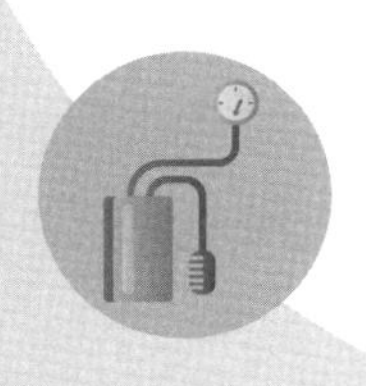

Q: 什么是胰腺炎？

胰腺是人体非常重要的消化器官，它的主要功能就是分泌能够消化食物的各种消化酶，包括淀粉酶、脂肪酶、蛋白酶等。胰腺炎就是各种原因导致的胰消化酶对胰腺自身或周围器官组织产生了消化腐蚀作用而引起的疾病，从而导致胰腺的水肿、充血，或出血、坏死等。临床上出现腹痛、腹胀、恶心、呕吐、发热等症状。化验血和尿可发现淀粉酶含量升高等。

Q: 胰腺炎分几种？最严重的是哪种？

胰腺炎按发病时间一般分为急性胰腺炎和慢性胰腺炎，急性胰腺炎起病急，患者主要表现为腹痛、恶心、呕吐等，影像学可见到胰腺整体的器质性改变。慢性胰腺炎多为反复发作的胰腺炎引发的胰腺慢性损伤，表现为食欲减退、糖尿病、脂肪泻等。胰腺炎亦可以按诱因分类，包括因胆囊结石或胆管结石引起的胆源性胰腺炎，由血液内脂肪类物质含量过高导致的高脂血症相关性胰腺炎，以及由大量饮酒导致的酒精性胰腺炎等。急性胰腺炎中最严重的是急性出血坏死性胰腺炎，死亡率极高。

Q: 得胰腺炎的人多吗？

胰腺炎是相对常见的消化系统急症，数据显示发病率为（4.9–73.4）/10 万，由于饮食结构的关系，国内的发病率稍低于国外，不过近年来发病率呈上升趋势。

Q: 胰腺炎和情绪有关吗？

目前没有证据证明胰腺炎直接与情绪相关。但是应当注意的是，如果个人陷入负面情绪的低潮，想要通过饮酒来发泄情绪的话，可能不只是会借酒消愁愁更愁，还有可能因为大量的酒精摄入导致急性胰腺炎。

Q: 哪些人容易得胰腺炎？

胰腺炎按诱因可分为胆源性胰腺炎、高脂血症相关性胰腺炎、酒精性胰腺炎等。因此，胆石症患者，肥胖症患者，高脂血症患者，以及暴饮暴食、大量饮酒的人都是胰腺炎的高危人群。

Q: 为什么会得胰腺炎？

胰腺炎大多是由各种原因导致胰酶异常激活，引起胰腺自身及周围器官的自我消化作用。常见的原因有胆石症或胰管结石堵塞胰管，导致胰腺分泌的消化液无法流出；或者酒精引起的胰腺组织损伤，都会对胰腺造成伤害，激活消化酶，使其发生自我消化反应。

Q: 胰腺炎可以提前预防吗？

胰腺炎的预防多是针对诱因的预防，如有胆石症的患者需要定期复查超声，如果结石较小或已发生过胰腺炎则需积极处理胆石症；肥胖的患者可以通过控制饮食、适当运动来减轻体重，先天性高脂血症患者则需积极进行内科治疗，定期复查，注意调节饮食结构，预防胰腺炎的发生。还有就是不要暴饮暴食，过量饮酒。

Q: 得了胰腺炎，有什么典型症状吗?

胰腺炎并没有十分典型的症状表现。急性胰腺炎主要表现为上腹部剧痛，可向背部放射，伴有恶心、呕吐、腹胀等，如合并感染还会有发热等不适，严重者可能影响中枢神经系统功能，这说明患者病情十分危重。慢性胰腺炎多表现为长期慢性疼痛、消化不良、脂肪泻、糖尿病等，这是胰腺的内分泌和外分泌功能丧失的结果。

Q: 胰腺炎会遗传给孩子吗?

胰腺炎不会遗传给孩子，但胰腺炎的高危因素有可能也出现在下一代。根据经验，很多胆石症的患者可以表现为家族聚集性，就是全家几代人都有胆石症，目前原因尚不清楚，可能与遗传和生活习惯有关。如果两代人都是胰腺炎的高危人群，那就有可能都患有胰腺炎，但这不属于遗传。

Q: 胰腺炎会传染给别人吗?

胰腺炎不会传染给别人。胰腺炎的发病机制是各种原因引起胰腺消化酶的异常激活而导致的自我消化，目前并没有发现明确的病毒或细菌可以导致胰腺炎的发生。

Q: 得了胰腺炎，还需要继续做哪些检验或者检查?

得了胰腺炎后，要对身体一般情况及胰腺炎严重程度进行评估，实验室检查包括血常规、大生化、淀粉酶、脂肪酶、血气分析等，影像学检查包括腹部超声、CT 等。

Q: 胰腺炎的确诊依据是什么?

①疼痛症状：出现胰腺炎，典型的症状是疼痛剧烈难忍，主要是位于上腹部，一般早期会出现上腹偏左或者整个上腹部的疼痛，后期严重时甚至出现全腹的疼痛，程度会由轻转重；②血淀粉酶变化：血淀粉酶的数值超过了正常值的 3 倍，一般血淀粉酶在急性胰腺炎发作 2 ～ 12 个小时内就会出现升高，如果升高超过 3 倍，代表为阳性；③影像学检查：如 B 超、CT 等检查，出现了典型的胰腺炎周边坏死的改变，则提示有急性胰腺炎。

Q: 得了胰腺炎要怎么治疗?

轻症胰腺炎多需要对症支持治疗，包括补液、禁食、抑制胰酶分泌、预防感染、纠正水电解质紊乱等，大多数轻症患者即可痊愈。重症胰腺炎则另外需要到重症监护室，进行多器官功能支持、抗休克等治疗。出现严重腹腔脓肿、感染等严重并发症时，需手术引流去除感染灶。

Q: 胰腺炎只有靠手术才能治愈吗?

大多数胰腺炎不需要手术治疗，尤其是轻症胰腺炎，通过药物治疗及相关对症支持治疗即可获得不错的治疗效果。对于重症胰腺炎，在药物治疗无法控制病情的情况下，可以通过手术的方式来清除胰腺周围炎症物质及坏死物质，但是手术治疗始终不是治疗胰腺炎的主要手段。手术治疗多针对感染或胰腺炎后的并发症。

Q: 胰腺炎通常需要哪些科室的综合治疗?

主要是消化内科和急诊科，如果患者病情过于危重则需要到重症监护室进行多器官功能支持、抗休克等治疗。如需手术则需要介入科或普通外科协助治疗，行穿刺引流或手术引流去除感染病灶。

Q: 患者应选择介入治疗还是内镜治疗?

胰腺炎患者选择介入治疗还是内镜治疗需要根据具体的病因和治疗目的来决定，如因为胆道结石引起的胰腺炎，可以选择内镜治疗；如果病情较重，可以选择介入治疗进行胆道的减压引流，重症胰腺炎造成的胰腺坏死会产生腹腔积液，可以在介入下行穿刺引流。

Q: 得了胰腺炎吃中药有用吗?

胰腺炎是可以通过吃中药进行辅助治疗的。当然在胰腺炎急性发作期的时候，不能仅靠中药来治疗，很难达到理想的疗效；在急性炎症缓解后，可以适当选择一些中药，如柴胡、黄连、枳实、黄芩、厚朴、木香、白芍、芒硝、大黄，要随证加减，需要在专业中医医生的指导下，进行有效的应用和治疗，也要坚持随诊。

Q: 中医对胰腺炎有哪些治疗方式?

在中医理论中，胰腺炎分为胃肠积热、肝胆湿热、瘀血内结、脾虚食滞四种类型。

（1）胃肠积热型：外邪入内化热，或吃辛辣浓味，湿热食滞交阻，内聚，气机不和，内气不通。临床症状见腹胀疼痛，拒绝按压，上腹部堵塞，恶心，呕吐，口干，便秘。舌红，苔黄，脉滑。对于这种类型，要清热化湿，通里攻下。

（2）肝胆湿热型：外邪内侵或饮食不规律，使湿热与肝胆结合，使其失去排泄途径。临床症状见上腹部疼痛、厌食油腻、发热、恶心、疲劳或黄疸。舌苔黄腻，脉滑数。根据中医治疗胰腺炎的方法，应疏肝利胆，清热利湿。

（3）瘀血内结型：久病入络，导致瘀血内结，气机不通。临床症状见腹痛加重，部位固定不移，腹部或左胁下痞块。舌紫暗或有瘀斑，脉涩。应活血化瘀，理气止痛。

（4）脾虚食滞型：素体脾胃虚弱，又暴饮暴食，脾运不足导致胃肠受伤，食物堆积停滞，造成气机不畅。临床症状见上腹闷、食后上腹部饱胀不适、腹泻、大便酸臭或不消化食物、面黄肌瘦、疲劳乏力。舌淡胖，苔白，脉弱。应健脾化积，调节气机。

Q: 胰腺炎会引起哪些并发症？发生概率高吗？

胰腺炎会导致许多并发症，包括局部并发症和全身性的并发症，局部并发症主要有急性液体积聚、胰腺及胰周组织坏死、急性胰腺假性囊肿和胰腺脓肿等。随着重症胰腺炎的病程发展，治疗不及时会产生全身性的并发症，包括成人呼吸窘迫综合征、脓毒血症、多器官功能衰竭、全身性的感染，甚至可导致患者死亡。

Q: 怎么做才能预防胰腺炎的并发症?

预防胰腺炎并发症应该做到：①忌酒：酒精是引起胰腺炎的主要原因之一，胰腺炎患者出院后应忌酒；②忌暴饮暴食：饮食宜清淡、易消化，忌煎炸、油腻及刺激性食物；③胆道疾病在我国是胰腺炎的最主要病因之一，因此应积极治疗胆道疾病，这是最有意义的措施；④一些药物，如呋塞米、依他尼酸、吲哚美辛、口服避孕药等，易诱发胰腺炎，应避免使用，有病应到正规医院治疗，避免自行服药，以免引起严重后果；⑤出院后 4 ~ 6 周，避免进行重的体力劳动及过度疲劳；⑥出院后应定期到门诊复查。

Q: 胰腺炎的并发症要怎么治疗?

轻症急性胰腺炎极少有并发症发生，而重症急性胰腺炎则常出现多种并发症，如胰腺脓肿、胰腺假性囊肿、脏器功能衰竭，病情重可继发腹腔、呼吸道、泌尿系统感染，以及胰腺内、外分泌功能不全等。对于胰腺坏死、胰腺脓肿及胰腺假性囊肿，可以选择穿刺活检及手术治疗；对于感染，需要加强抗感染治疗，及时根据血培养结果调整抗生素的使用；对于脏器功能衰竭，需要及时应用生命支持治疗；对于胰腺内、外分泌功能不全需要药物辅助治疗。

Q: 胰腺炎能治好吗？

胰腺炎是可以治好的，轻症患者通常可以在一周左右治愈，不会留下后遗症；而重症坏死性胰腺炎死亡率可以达到15%左右，即使病情缓解后也容易出现各种并发症，遗留不同程度的胰腺功能损伤。胰腺炎患者需要查明引发疾病的原因，如果不能去除诱因，可导致疾病转化为慢性。

Q: 胰腺炎的治愈标准是什么？

判断胰腺炎是否达到治愈标准，需要结合患者的症状，以及化验、腹部超声等检查结果。如果患者在没有任何腹痛、恶心、呕吐等症状的情况下，血、尿淀粉酶均已恢复正常，则表明病情已彻底好转。不过也要注意保证良好的生活习惯和饮食习惯，不能暴饮暴食，也不能经常食用油腻的食物，更不能出现过度饮酒的情况，不然容易引起胰腺炎的反复发作。

Q: 得了胰腺炎还能活几年？

具体要看是什么类型的胰腺炎，如果是轻症的急性胰腺炎，在治好后不留任何后遗症，预后非常良好，就不会影响患者的寿命，活到70～80岁都有可能。如果是重症胰腺炎，经过积极的抢救治疗，能保住性命的患者，大多会遗留不同程度的胰腺功能不全，还有极少数会演变为慢性胰腺炎。出现胰腺功能不全，对寿命会有所影响，有可能活10年或者几十年，具体要视病情的严重程度和患者配合治疗的情况而定。如果是慢性胰腺炎也不容易根治，常常也是因为并发症而导致患者死亡。所以建议胰腺炎患者一定要及早诊断和治疗，以免出现并发症而影响寿命。

Q: 得了胰腺炎，如果暂时不治疗会越来越严重吗？

胰腺炎不治疗的后果非常严重，甚至会危及生命。对于急性单纯水肿性胰腺炎，经过及时的对症治疗常可以治愈。如果不治疗，进一步发展为重症胰腺炎，会出现胰腺的出血坏死，进而会出现全身炎症反应综合征，可诱发多种器官衰竭，导致死亡。胰腺大量的炎性渗出，还可以导致胰腺假性囊肿，部分慢性胰腺炎还可能发展为胰腺癌。因此，得了胰腺炎需要积极治疗。

Q: 得了胰腺炎，日常生活需要注意什么？

如果是轻症胰腺炎，注意清淡饮食，及时戒酒，避免病情加重；如果是症状较为严重的胰腺炎请及时就医，在有经验的医疗中心治疗。

Q: 得了胰腺炎还能做运动吗？可以选择哪些运动？

如果是轻症胰腺炎，症状轻微甚至没有症状，不影响日常运动，慢跑、健走等体育活动都可以参加。如果是急性重症胰腺炎，患者的生命体征都不太稳定的时候，最好卧床静养，避免剧烈活动。另外，因为肥胖是引发胰腺炎的高危因素，适量的运动健身，摆脱肥胖体质，对于预防胰腺炎的发生很有帮助。

Q: 胰腺炎病情加重会有哪些表现？

当胰腺炎病情加重，进展为出血坏死型胰腺炎时，患者可出现皮肤及巩膜变黄、高热、剧烈腹痛、血压下降、尿少、腰部及脐周皮肤出现青紫色的淤斑、腹胀、停止排气排便等梗阻性黄疸、感染性休克及麻痹性肠梗阻的表现。

Q: 得了胰腺炎，饮食上有什么忌口吗？

胰腺炎的发生与短期内大量饮酒、大量进食油腻食物关系密切，在胰腺炎的急性期应该禁食水，如有腹胀、恶心、呕吐，应当留置胃管行胃肠减压；度过急性期后应注意清淡饮食，严格戒酒。

Q: 胰腺炎患者化疗结束出院后，后期应该如何安排复诊？

一般来讲，在治疗结束后的第 1 周、第 1 个月、第 3 个月到主诊医生门诊复诊，如果没有特殊情况，之后复诊的时间可以延长为半年 1 次及 1 年 1 次。

Q: 胰腺炎治疗期间，家属要如何和患者沟通才能缓解其情绪？

家属要对这个疾病的诊疗、花费及可能的治疗结果等信息有所了解，然后才能更有效的和患者沟通。胰腺炎病情有轻重，治疗方法及所需花费和可能出现的结果又有不同。如果是轻症胰腺炎，以保守治疗输液为主，所需花费较少，治疗效果也往往较好，即使疼痛症状比较明显，也往往比较好沟通，要跟患者强调虽然现在比较难受，但治疗效果通常比较好，也花不了太多钱，患者往往能比较容易接受和配合。但如果是重症胰腺炎，可能会花费较多，甚至需要手术或反复手术，需要长时间住院治疗，甚至有死亡风险，家属需要告知患者治疗过程可能会比较麻烦或者比较曲折，需要患者更积极的配合，但这是个良性疾病，和恶性肿瘤还不太一样，一旦闯过这一关，前边就是一路坦途，家属和医护会和患者共同去努力。

Q: 胰腺炎患者治疗期间，家属能提供什么帮助?

胰腺炎患者住院治疗期间，首先要配合治疗，一定要做好陪床照料，如重症胰腺炎手术的患者，身上很有可能放置了不同部位的引流管，无论患者是在床上翻身还是下地活动，一定要把引流管护理好；长期卧床的患者要帮着被动活动下肢，预防下肢血栓形成及肌肉萎缩；观察重要的监测指标，如生命体征、引流情况等，发现异常，及时和医护沟通；禁食是胰腺炎患者治疗过程中的重要一环，也需要家属积极监督配合（曾遇到过患者偷吃家属食物，使好转过程中的胰腺炎加重的情况）。其次要帮助患者协调解决生活及工作的其他问题，并保证住院押金充足，让患者在治疗期间没有后顾之忧。另外，部分胰腺炎患者有住院时间较长或反复发作的情况，可能会存在一定的抵触情绪，需要家属积极安抚。

Q: 治疗胰腺炎，大概需要花费多少钱?

胰腺炎的治疗费用不能一概而论。病情不同、治疗方案不同，花费也有很大区别。大多数胰腺炎患者都属于轻症的水肿型胰腺炎，一般住院押金在 2 万左右，花费多退少补，住院期间的主要治疗花费在于抑制胰腺分泌的生长抑素和禁食期间的营养支持，其他治疗花费有的多有的少。但对于少数重症胰腺炎患者来说，治疗过程往往是一场持久战，如果需要手术，那更是一场拉锯战，可能需要反复多次手术，如果恢复顺利，可能十多万差不多能成；如果恢复不顺利，则花费几十万也是常有的事情，甚至最终的结果是人财两空，但这种情况毕竟是少数。对于我们患者朋友来说，在胆囊结石、高脂血症等基础上，或在暴饮暴食、酗酒等行为之后出现剧烈腹痛，应该早期就诊，及时发现并规范诊治胰腺炎，尽量避免贻误治疗时机，导致胰腺炎加重甚至难以收拾。

Q: 孕妇确诊胰腺炎之后，还可以生孩子吗?

妊娠期由于免疫功能下降，出现急性胰腺炎后，发病急，进展快，需要及时诊断，尽早开始治疗。是否可以继续孕育胎儿需要根据孕妇的病情，以及胎儿的成熟度来定。原则应该是在保证孕妇安全和治疗效果的同时，尽量保证胎儿的安全。如果胎儿已经成熟，孕妇一旦诊断胰腺炎，应尽早终止妊娠，对母婴均有益处；如果胎儿不成熟，孕妇判断为轻症胰腺炎，可在保守治疗的同时，监测母婴生命体征，应用药物促进胎儿发育成熟；如果是重症胰腺炎，无论胎儿成熟度如何，终止妊娠都有利于患者的救治，不推荐继续妊娠。所以对于这个问题，我们要把握好原则，具体问题具体分析，也要充分考虑医疗条件及患者和家属的意愿。

Q: 胰腺炎引起的腹痛有什么特点?

腹痛是急性胰腺炎的重要症状及诊断标准之一。急性胰腺炎患者的腹痛特点是急性发作的持续性上腹部剧烈疼痛，由于胰腺在肚子里边的位置是中上腹偏左偏后，因此胰腺炎患者出现腹痛后常伴有腰背部的疼痛。胰腺炎引起的腹痛多数有这样那样的基础病或诱因，如胆囊结石、高脂血症，或暴饮暴食、酗酒等。除了腹痛，患者也伴有腹胀、恶心、呕吐，且呕吐后疼痛不缓解，部分患者可出现心动过速、低血压、少尿等休克表现，严重脱水的患者和老年患者也可能会出现精神状态改变。在有诱因的基础上，出现急性发作的持续性不缓解的上腹部剧烈疼痛时应当及时就医，避免贻误治疗，导致病情加重。

Q: 儿童胰腺炎和成人胰腺炎有区别吗?

对于胰腺炎患者，儿童和成人之间有着多方面的不同。从诱因来说，儿童胰腺炎的常见诱因为胆道急症、腹部外伤，还有大概 1/3 甚至 1/2 的胰腺炎原因不明；而对于成人胰腺炎患者，胆道疾病、暴饮暴食、酗酒及高甘油三酯血症仍然是最常见的原因。从症状来说，都是以腹痛为主要表现，倒是没有太大区别，但儿童表述不清，需要更加慎重而系统的诊治，以降低误诊的概率。从治疗效果来看，轻症胰腺炎患者，无论儿童还是成人，疗效都较好，但对于重症胰腺炎患者，均有一定的死亡风险，需要我们慎重对待，因此无论是儿童还是成人，出现持续不好转的上腹痛，均建议及时诊治，尽可能避免轻症转重症或误诊漏诊。

Q：胰腺炎治愈或者达到治愈标准后，还会复发吗？

有研究发现，大概 1/5 首次发作的急性胰腺炎患者治愈后会出现复发的情况，因此病因治疗是预防胰腺炎复发的最重要手段。胆囊切除术是预防胆囊结石诱发胰腺炎反复发作的根本治疗手段；而对高甘油三酯血症的患者，需要通过低脂饮食和减重来控制血脂，如果通过这些方法血脂仍然不能达标，那就需要口服降脂药物治疗了；戒酒是酒精性急性胰腺炎的重要治疗方式，即便是入院后短期戒酒对预防酒精性急性胰腺炎反复发作亦有作用。而暴饮暴食本身就是一种不健康的生活习惯，即使没有胰腺炎病史，也应该避免。

Q：关于胰腺炎的常见认知误区有哪些？

胰腺可以产生消化酶，是对食物进行消化最重要的器官，因此胰腺炎是重病，得了以后可能会丢小命，一旦确诊，多数患者会遵医嘱配合治疗。但胰腺炎确实是良性病，一旦病情缓解或痊愈，部分患者可能会好了伤疤忘了疼，甚至部分基层医护也存在认识不足的情况，认为胰腺炎痊愈之后就一战功成、一劳永逸，可以放飞自我了。其实初次发作急性胰腺炎之后，有 1/5 的患者还可能会再次发生胰腺炎，因此我们要及时治疗并控制原发病。另外，胰腺炎发作之后，大概有 1/3 的患者会出现胰岛素产生不足的情况从而导致糖尿病，而大概 2/3 的患者则会出现消化酶产生不足的情况，从而引起消化不良。因此，胰腺炎虽然是良性病，治愈后我们仍然要足够重视，尽量避免胰腺炎再次发作，并积极监测胰腺功能。

Q: 我得了胰腺炎，家人需要做什么检查吗？

急性胰腺炎不是传染性疾病，因此得了胰腺炎不用担心家人被传染，另外胰腺炎和遗传有关系，但是比较微弱，一般情况下可以不用特别重视。我国的胰腺炎常见诱因是比较明确的，年轻的胰腺炎患者多数和过度饮酒及高甘油三酯血症有一定关系，而老年的胰腺炎患者多数和胆囊结石有关，因此可以针对这些病因做一些简单有效且损伤不大的检查，如腹部 B 超排除胆囊结石，抽血化验排除高甘油三酯血症，而过度饮酒或者酗酒的行为即使没有发生胰腺炎，也建议停止。

Q: 什么时机是胰腺炎手术的最好时机？

这里涉及两个问题，一个问题是胰腺炎本身是否需要手术，普通的轻症胰腺炎无须手术治疗，但是对于重症胰腺炎伴有感染性胰腺坏死，以前的研究证明，发病 4 周以内通过开腹手术治疗的感染性胰腺坏死的患者死亡率在 50% 以上，因此延迟开腹手术有益。但随着外科微创技术的进步，CT 或超声引导下经腹膜后穿刺，或胃镜引导下经胃壁或十二指肠壁穿刺置入引流管创伤相对较小，对于确诊的感染性胰腺坏死且药物治疗效果不好的患者，在感染物质清楚、降低腹腔内压力方面都有一定效果的情况下，需要技术成熟、经验丰富的医生来完成。另一个问题是对于诱发胰腺炎的胆囊结石，也需要外科手术切除胆囊来解决，对于轻症胆源性胰腺炎患者，在除外胆管结石后，先治愈胰腺炎再在出院前直接切除胆囊比较合适；而对于重症胰腺炎患者，则选择治愈后 1 ～ 3 个月，待腹腔内炎症渗出及粘连情况好转，再行微创胆囊切除比较合适。

Q: 胰腺炎会发展成胰腺癌吗?

胰腺炎是一种良性疾病，而胰腺癌则被称为“癌中之王”，多数发现的时候已经失去了最佳治疗时机，一旦确诊，很少治愈，不仅增加患者的痛苦，降低患者和家属的生活质量，而且还会大大增加家庭经济负担。有国外的研究表明，慢性胰腺炎患者发生胰腺癌的风险是非慢性胰腺炎患者的 20 倍。因此，在胰腺炎痊愈之后，我们要针对胆结石或高甘油三酯血症等诱因进行治疗，戒除过量饮酒等常见诱因，避免胰腺炎反复发作，进展为慢性胰腺炎。

Q: 血常规可以看出胰腺炎吗?

胰腺炎的诊断标准包括以下几个方面：上腹部持续性腹痛、血清淀粉酶或脂肪酶高于正常值上限 3 倍、CT 或核磁共振发现胰腺炎症表现。因此，血常规是不能看出胰腺炎的，但是对于确诊的胰腺炎患者，血常规仍然是重要的监测指标之一，在胰腺炎早期，血常规中白细胞水平是判断全身炎症反应的一项重要指标；而在胰腺炎后期，可能会有局部并发症发生，血常规对于感染性胰腺坏死、胆管炎等局部感染的判断有协助作用。因此，虽然血常规没有诊断作用，但对病情的监测及治疗的决策也至关重要。

Q: 血、尿淀粉酶是什么？胰腺炎患者要检查吗？

淀粉酶主要由胰腺细胞分泌，通过胰管进入小肠消化食物中的糖分，因此淀粉酶是一种消化酶，唾液腺等也可以少量分泌。正常情况下，胰腺分泌的淀粉酶有极少数会进入血液，通过尿液排出体外，因此血液或尿液中的淀粉酶浓度被称为血、尿淀粉酶。对于胰腺炎患者，胰腺细胞及胰管受损后，胰腺细胞分泌的淀粉酶，进入血液及经尿液排出的部分会大大增加，因此血、尿淀粉酶是胰腺炎诊断的重要依据之一，是胰腺炎患者必须要检查的一个项目。

Q: 治疗胰腺炎，哪家医院好？

胰腺炎病情有轻有重，往往属于急性起病，需要到急诊内科就诊，但明确诊断后，需要住院治疗，因此需要到有急诊内科病房的综合性医院就诊。除了针对胰腺炎本身的治疗之外，如果有明确的诱因，如胆源性胰腺炎，同时出现了胆管炎，则需要通过急诊胃镜操作进行胆总管取石，这就需要去内镜水平较高及开展了急诊内镜技术的医院。如果病情较重，通常需要重症监护的支持，这就要求急诊内科不仅要有病房，还要有重症监护病房。另外，如果确诊为感染性胰腺坏死，则有可能需要通过外科手术来解决问题，这就需要依托于专业化的感染性胰腺坏死治疗组。因此胰腺炎的治疗，不同的病情，可以依据自己不同的地理位置等因素选择合适的医院。

Q: 胰腺炎为什么会引起休克?

有部分胰腺炎患者可能会出现休克的情况，原因是复杂的。对于早期胰腺炎，腹腔内炎症刺激及炎性渗出导致有效循环血容量减少，全身炎症反应是胰腺炎常常伴有的，在其刺激下，全身的静脉血管扩张，会导致有效循环血容量进一步减少，可能会诱发休克。而在胰腺炎出现并发症的阶段，如果发生感染性胰腺坏死及胆管炎时，除了炎症诱因之外，细菌及其毒素导致的感染性休克将占据主导地位；如果出现了单个器官功能障碍甚至多个器官功能障碍，则发生功能障碍的任何一个器官，都有诱发休克的可能；如果合并了腹腔内或消化道的出血，则失血性休克也偶尔会让我们措手不及。胰腺炎患者在诊疗过程中，应当重视休克状态的纠正，以及休克原因的诊治。

第五章

胰腺癌

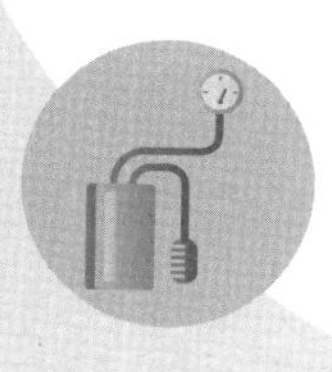

Q: 什么是胰腺癌?

胰腺是肚子里边非常重要的一个器官，简单来说有两个重要功能，一个是合成用来消化食物的各种消化酶，如淀粉酶、脂肪酶、蛋白酶；另一个功能是合成调节血糖的各种激素，如降低血糖的胰岛素和升高血糖的胰高血糖素。胰腺的组成包括合成消化酶的腺体、运送消化酶的管道，还有合成各种激素的相应细胞，如果这些细胞出现异常，最终形成了不受自身免疫系统约束的、可以无限复制的细胞，就成了癌细胞，持续发展将出现癌结节，逐渐长大可形成肿块，甚至转移到胰腺之外的其他器官。

简单来说，胰腺癌就是胰腺的细胞出现不受限制的自我复制，最终形成的一种难治的恶性肿瘤。

Q: 胰腺癌为什么被称为癌中之王?

胰腺癌被称为癌中之王有多重因素。首先，胰腺癌起病隐匿，早期缺乏典型的临床症状，容易被忽视，常常不能及时就诊，等出现腹痛、消瘦等症状引起我们重视，去医院做检查最终确诊的时候，多数患者已经到了中晚期，失去了最佳治疗时机。其次，胰腺癌恶性程度高，进展迅速，非常容易出现周围器官的侵犯，以及远处器官的转移或淋巴结的转移。此外，由于胰腺癌恶性程度极高，手术后复发或转移的风险也很高，且化疗、放疗等其他治疗手段有效率比较低。得了胰腺癌之后，整体上能活过5年的不超过1/20，接受了根治性手术的早期胰腺癌患者，能活过5年的也不超过1/5。

Q: 得胰腺癌的人多吗？

由于人们健康及体检意识的提高，无论是在我国还是在世界范围内，胰腺癌的发病率都呈上升趋势。国家癌症中心 2021 年统计数据显示，我国新增加恶性肿瘤患者 406.4 万人，新增加胰腺癌患者 10 万人，在恶性肿瘤发病率排行榜中，胰腺癌在男性患者中排第七，在女性患者中排第十一，因此整体来说男性的发病率要高一些。

Q: 哪些人容易得胰腺癌？

根据流行病学调查结果，容易得胰腺癌的人可以分为两类，一类是有胰腺癌家族史的人，研究显示大概 10% 的胰腺癌具有家族遗传性，因此父母有确诊过胰腺癌的人，得胰腺癌的风险会大大增加；另外除了胰腺癌之外，如果父母有得过遗传性胰腺炎、家族性恶性黑色素瘤或其他遗传性肿瘤疾病等，得胰腺癌的风险也会比普通人要高一些。除却先天因素之外，有一些后天因素，也会增加人们得胰腺癌的风险，已经被研究证明的有长期吸烟、高脂饮食、慢性胰腺炎、糖尿病等。因此存在以上情况的人，要更加重视体检，尽量做到早发现、早诊断、早治疗。

Q: 为什么会得胰腺癌？

胰腺癌的发生是非常复杂的过程，有基因层面的因素，有些是来源于家族遗传，有些是来源于基因突变，导致胰腺细胞出现不受限制的自我复制。当然和生活习惯也有重要联系，如长期大量抽烟，烟草中的多种致癌物质会增加发病风险；长期的高脂肪饮食或酗酒，可反复刺激胰腺，诱发慢性胰腺炎，在炎症的反复刺激下，胰腺癌的发生风险会大大增加。父母给了我们什么，我们决定不了，但是我们可以养成良好的生活习惯，不抽烟不酗酒，均衡饮食，避免过度肥胖，降低胰腺癌的发生风险。

Q: 胰腺癌可以提前预防吗?

胰腺癌的发生相对来说比较复杂，不仅受我们生活习惯的影响，而且和遗传基因或基因突变有关。遗传基因我们改变不了，基因突变的发生是个概率问题，胰腺细胞发生损伤修复得越频繁，则基因突变发生的概率会越高，因此我们生活中能做的就是减少对胰腺的过度刺激，如避免酗酒、避免长期高脂肪食物的摄入，以降低胰腺炎的发生风险，尤其是要避免胰腺炎反复发作。此外，致癌物质的摄入也会增加基因突变的概率，因此我们要尽量避免致癌物质的摄入，如避免长期大量抽烟，避免长期进食腌制食物或放置时间过长的食物。

对于胰腺癌的预防，我们能做的有限，但聊胜于无，养成良好生活习惯的好处，不局限于对胰腺癌的预防。

Q: 得了胰腺癌，有什么典型症状吗?

根据胰腺癌发生的不同部位，有一些典型的症状。

如果胰腺癌发生在胰头，随着肿瘤增大，会压迫或侵犯走行在胰头内的胆管，肝脏分泌的胆汁不能通过胆管进入肠道，就会通过肝脏反流进入血液，出现黄疸，表现为白眼球和身体明显发黄，小便颜色深如浓茶。

如果胰腺癌没有发生在胰头，随着肿瘤增大，会侵犯胰腺后方的神经，出现持续的、难以忍受的中上腹或腰背部疼痛；随着肿瘤对全身的消耗，患者会出现明显的消瘦。

如果胰腺癌侵犯了胰腺消化酶流出的通道，可能会导致胰体或胰尾萎缩，而分泌胰岛素的细胞主要分布在这些地方，因此很有可能会新出现因为胰岛素分泌不足而引起的糖尿病。

其他的一些消化道症状，如食欲差、腹胀、腹泻、消化不良，多数不典型，容易被忽略。

Q: 胰腺癌会遗传给孩子吗?

胰腺癌是可以遗传的。流行病学调查数据显示，大概 10% 的胰腺癌有家族遗传性；研究证明有些基因突变和家族性胰腺癌的发病密切，如 *CDKN2A*、*ATM*、*BRCA1/2*、*PALB2* 等，但目前还没有完全研究清楚。因此，对于没有小孩的胰腺癌患者，不推荐怀孕产子，不仅是会增加孩子发生胰腺癌的概率，也因为胰腺癌是癌中之王，疗效不佳，孩子将来成长缺少父母关爱也是一个问题；对于有小孩的胰腺癌患者，通过对癌组织的基因检测，可以除外一些已知的遗传基因，但由于目前并没有完全研究清楚，这项工作并未被推荐。建议携带胰腺癌易感基因或有胰腺癌家族史的人群早期进行胰腺癌筛查。

Q: 胰腺癌会传染给别人吗?

传染病是由寄生虫、病毒等病原体通过接触、呼吸或血液等途径，引起人与人或人与动物之间相互传播的一种疾病。而胰腺癌是一种和遗传基因及生活习惯相关的恶性肿瘤性疾病，并不是一种传染性疾病。因此胰腺癌不会传染给别人，和胰腺癌患者接触或者共同生活，是安全的。

Q: 得了胰腺癌，还需要继续做哪些检验或者检查?

得了胰腺癌之后，除了问诊和体格检查之外，还需要做一些实验室化验及影像学检查。

实验室化验包括两部分，一部分为肿瘤相关指标，即肿瘤标志物［CA19-9、癌胚抗原（CEA）和糖类抗原125（CA125）］；另一部分则为治疗前评估指标，如血常规、血型、肝肾功能、凝血功能、病毒感染、血糖、血脂、电解质等。

影像学检查通常推荐的有增强CT和增强核磁，对于明确胰腺癌局部情况，以及是否能够接受根治性手术，具有决定性意义；如果怀疑有骨转移，可考虑全身骨显像；如果怀疑有其他脏器远处转移，应该完善PET/CT；如果需要明确病理诊断，可选择超声内镜（胃镜的进阶版）引导下胰腺肿瘤穿刺活检，但不一定能够成功。

Q: 哪些疾病可能会发展成胰腺癌?

有一些最终会发展成胰腺癌，但在显微镜下还看不到胰腺癌细胞的疾病，被称为胰腺癌的癌前病变。研究证明胰管上皮细胞的不典型增殖是胰腺癌的一种癌前病变，慢性胰腺炎、血糖控制不佳的糖尿病，能够刺激胰管上皮细胞不典型增殖的出现及进展，因此胰腺炎和糖尿病需要精心治疗，避免胰腺炎反复发作及血糖控制不良对胰管上皮细胞的反复刺激。另外，胰管内乳头状黏液瘤及胰腺囊性肿瘤也都是胰腺癌的癌前病变，多数通过增强 MRI 才能发现，建议经过多学科讨论后，进行规范治疗。

Q: 怎么尽早发现自己得了胰腺癌？

对于有胰腺癌高危因素的一些朋友，如有胰腺癌家族史、长期抽烟、酗酒、肥胖、有慢性胰腺炎、有糖尿病，应该比普通人体检更频繁一些。如果在这些高危因素的基础上，年龄超过 40 岁，且出现了持续性的上腹痛、腹部胀痛、食欲减退、乏力、消瘦、黄疸等表现时，应该到肝胆胰外科或普通外科就诊，完善胰腺肿瘤标志物检查及腹部彩超（肝胆胰腺）检查，彩超经济便宜无辐射，但对于胰腺敏感度较低，建议完善上腹部增强 CT 或增强核磁检查，可以更好地发现较小的病灶。

Q: 得了胰腺癌有什么早期症状？

胰腺癌如果发生在胰头，早期可能会堵塞经过胰头处的胆管，导致胆汁不能进入肠道，而反流通过肝脏进入血液，引起黄疸，出现眼白和皮肤发黄，小便颜色加深如浓茶。胰腺癌如果发生在其他地方，早期多数缺乏症状，待胰腺癌侵犯或堵塞胰管也就是胰腺消化酶进入小肠的通道，会引起消化不良的症状，如食欲减退、腹泻；进食后由于食物刺激分泌更多消化酶但不能从胰腺排出，可能会出现上腹部不适、胀痛或钝痛；持续时间长了之后，可能会出现营养不良，再加上恶性肿瘤对全身的消耗，一部分患者会出现明显的消瘦及体重迅速下降。

Q: 胰腺癌引起的腹痛有什么特点?

胰腺癌引起的腹痛在不同的阶段，有不同的表现。在胰腺癌较早的时候，如果肿瘤压迫或侵犯了胰腺内消化酶流出的通道——胰管，在进食后，由于食物刺激，胰腺分泌的消化酶会更多，但由于通道被堵，这些消化酶不能从胰腺排出，可能会出现上腹部不适、胀痛或钝痛，这种疼痛不明显，且不是胰腺癌独有，因此往往被人忽略，或当成胃病来治疗，却迟迟不能好转。当胰腺癌持续进展，长到胰腺后方，侵犯了肚子里边的神经丛，会引起持续的、剧烈的、难以忍受的中上腹部疼痛或者腰背部疼痛，在夜间、仰卧的情况下，疼痛感觉尤其明显，由于胰腺在被压迫或侵犯的神经前方，俯卧或弯腰蜷腹，可减轻肿瘤对神经的压迫，部分患者的疼痛可略减轻。

Q: 胰腺癌为什么会引起黄疸?

胰腺癌引起黄疸的原因，得从胆汁在体内的产生及运送说起。胆汁是由肝脏分泌、经胆管运输，最终进入小肠帮助消化脂肪的，就像一棵树一样，肝脏就像树冠，里边的树枝就像肝内的胆管，而树干就相当于胆总管。胆总管在进入小肠的过程中，最后一段要从胰腺里边穿过，这段胰腺被称为胰头，在进入胰腺之前的一段胆管周围有很多淋巴结。如果胰腺癌发生在胰头，随着肿瘤的生长，很容易压迫或侵犯胆总管的最后一段，胆汁不能进入小肠，随着压力逐渐增大，最终会通过胆小管反流，经过肝脏进入血液内，引起黄疸。就像修建三峡水库之后，上游的居民全都要搬迁，因为随着水位提高，上游的一些支流会反流倒灌淹没周边的区域一样。如果胰腺癌发生在胰腺的其他部位，也比较容易出现淋巴结的转移，随着淋巴结的增大压迫或侵犯胆总管，也会出现同样的问题。

Q: 我得了胰腺癌，家人需要做什么筛查项目？

胰腺癌不是一种传染性疾病，不会像流感或水痘一样通过飞沫或接触进行传播，因此不是所有的家人都需要进行筛查。但胰腺癌和遗传有关，大概有 10% 的胰腺癌可以遗传给下一代，也就是患者的直系亲属——父母或子女得胰腺癌的风险要比普通人高很多。因此建议患者的父母或子女，完善胰腺癌的相关筛查，如肿瘤标志物（CA19-9、CEA、CA125）和影像学检查（腹部彩超），如果有持续性的上腹痛、腹部胀痛、食欲减退、乏力、消瘦、黄疸等表现，建议完成腹部增强 CT 或增强核磁。

Q: 什么是肿瘤标志物？胰腺癌的肿瘤标志物是什么？

肿瘤标志物是体内某种恶性肿瘤形成以后肿瘤产生的或机体针对肿瘤产生的独有的，可以通过血液或分泌物等进行检测的一类化验指标，可以用来协助诊断、评估治疗效果及监测肿瘤复发。如用于检测肝癌的甲胎蛋白（AFP），用于检测前列腺癌的前列腺特异性抗原（PSA）等。胰腺癌的肿瘤标志物主要是 CA19-9（糖类抗原 19-9），是一种细胞膜上的糖蛋白，80% ～ 90% 的胰腺癌患者该指标会升高，但也有少数胰腺癌患者 CA19-9 是正常的，这就需要结合另外两种胰腺癌可能会升高的肿瘤标志物来进行诊断，即癌胚抗原 CEA 和 CA125（糖类抗原 125）。但是我们需要注意的是，由于肿瘤标志物特异性和敏感性都不是 100%，换句话说就是并不是所有的胰腺癌 CA19–9 都升高，也不是 CA19–9 升高都是由胰腺癌引起的，也可能由其他疾病引起，如梗阻性黄疸，因此肿瘤标志物的结果只能结合其他检查结果，用来辅助诊断，而不是决定诊断。

Q: 胰腺癌的诊断标准是什么？

病理学检查是胰腺癌诊断的金标准，简单说就是通过手术、穿刺等方式，拿到临床怀疑是胰腺癌的组织，经过特殊处理后，在显微镜下进行观察，能够看到癌细胞就可以确定是胰腺癌。其他如危险因素、症状、体征、实验室检查及影像学检查，在病理结果出来之前，都只是参考，如有胰腺癌相关的高危因素或症状，且 CA19–9 升高、超声看到胰腺的低回声结节、增强 CT 或增强核磁看到了胰腺的乏血供强化结节，都只能说像，或者大概率是，最终的确诊手段只有病理学检查。

Q: ERCP 是什么检查？胰腺癌必须要做吗？

ERCP 是内镜逆行胰胆管造影术（Endoscopic Retrograde Cholangio Pancreatography）的英文缩写，是指将十二指肠镜插至十二指肠降部，找到十二指肠乳头，由经十二指肠镜的管道插入造影导管至乳头开口部，注入造影剂后拍摄 X 线片，以显示胰管和胆管的技术。

单纯的诊断性 ERCP 仅能显示胰管和胆管的形态，已经不用于胰腺癌的诊断。但是在进行 ERCP 的过程中，除了显示胰管和胆管，还可以和超声内镜相结合，进行胰腺肿瘤的穿刺活检，但活检所拿到的组织较少，显微镜下边没看到癌细胞，可能是没有得胰腺癌，也可能是得了胰腺癌，但穿刺没取到癌组织。对于有黄疸的胰头癌患者，也可以在胆管内放一个细细的引流管从鼻子出来后将胆汁引流到体外，这也是减黄治疗的一种手段。因此，并不是所有的胰腺癌患者都需要做 ERCP，如果有手术根治机会，不建议通过该方式取病理组织。没有黄疸的胰腺癌患者，也不需要做 ERCP。

Q: 得了胰腺癌有哪些治疗方式?

多学科综合诊疗是任何分期胰腺癌治疗的基础，可以采用多学科会诊的模式，根据不同患者身体状况、肿瘤部位、侵犯范围、临床症状，有计划、合理地应用现有的诊疗手段，以求最大限度地根治、控制肿瘤，减少并发症和改善患者生存质量。胰腺癌的治疗主要包括手术治疗、放射治疗、化学治疗、介入治疗和最佳支持治疗。其中最佳支持治疗要贯彻胰腺癌治疗的始终，尤其是终末期胰腺癌患者，要控制疼痛，改善营养状况，解除胆道梗阻，以减少患者的痛苦，提高患者的生活质量。

Q: 胰腺癌需要化疗吗?

由于胰腺癌恶性程度极高，因此不同分期的胰腺癌均需要接受化疗。

对于可切除的胰腺癌患者，术前应用化疗药物被称为新辅助化疗；对于交界可切除的胰腺癌患者，术前应用化疗药物被称为转化化疗。目的是为了提高根治性切除的成功率，从而延长患者的总生存时间。转化化疗目前认可度较高，但新辅助化疗国内很少开展。

对于根治性手术之后的胰腺癌患者，如果没有明确的用药禁忌，均应接受化疗，被称为辅助化疗。一般建议术后 3 个月之内开始，持续半年。

对于没有手术根治机会的晚期胰腺癌患者，化疗可能是仅有的可能有效的治疗手段了，建议根据患者的一般情况，选择不同的治疗方案。

Q: 胰腺癌有哪些化疗药物呢?

化疗是胰腺癌治疗过程中不可或缺的一部分。单说某种化疗药物是没有意义的，通常是各种化疗药物组成不同的方案用于治疗胰腺癌。下面列举几种常用的胰腺癌化疗方案。第一种是吉西他滨和白蛋白紫杉醇联合使用，需要在第 1 天和第 8 天输液，3 周是一个周期。第二种是奥沙利铂、伊立替康和 5- 氟尿嘧啶（5-Fu）联合使用，需要亚叶酸钙进行辅助治疗，需要住院 3 天，每 2 周 1 次。第三种为吉西他滨联合口服卡培他滨，需要在第 1 天和第 8 天输液使用吉西他滨，口服卡培他滨 2 周，休息 1 周，3 周是 1 个周期。第四种是单用口服药物替吉奥或卡培他滨，吃 2 周休息 1 周，3 周是一个周期。当然还有很多其他的药物和方案，需要肿瘤内科医生根据具体病情，具体去组合使用。

Q: 胰腺癌需要放疗吗？目的是什么呢？

胰腺癌经影像学评估可分为可切除胰腺癌、交界可切除胰腺癌、局部进展期胰腺癌及合并远处转移的胰腺癌。胰腺癌患者是否接受放疗需要多学科综合评估后决定。由于胰腺癌对X线的放射抵抗性较高，且其毗邻的空腔器官不能耐受高剂量照射，因此对于大多数胰腺癌患者而言，放疗是一种辅助性或局部姑息性治疗。目前推荐用于交界可切除胰腺癌或局部进展期胰腺癌，有助于肿瘤降期，缓解血管侵犯，可提高手术的切缘阴性切除率，以及肿瘤局部控制率，还有助于控制肿瘤微转移灶，降低复发和转移风险。

Q: 胰腺癌的生物治疗是什么意思？

生物治疗是指采用生物工程技术获得生物产品，利用患者自身的免疫杀伤作用，将患者的肿瘤细胞杀死的一种治疗方式。具体操作过程是抽取患者血液，提取出免疫细胞，然后再体外进行进一步的培养扩增，然后再次输回人体。利用患者自身免疫力及免疫杀伤细胞，抑制或杀死肿瘤细胞。

Q: 胰腺癌什么时候做手术最好？

胰腺癌在确诊后，经过临床分期，对于早中期的患者，首先应该进行手术可切除性的评估，即从解剖学上观察肿瘤大小及其与血管之间的关系，分析能否通过手术切除来根治。结合血清肿瘤标志物等生物学评估，在肿瘤负荷不大的患者中，筛选出部分较容易出现转移、手术效果欠佳的人群，可在术前进行新辅助治疗。而生物学行为较好的患者可直接手术，生物学行为属于容易转移的患者应该先进行化疗后再手术。

Q: 胰腺癌的姑息性治疗是什么意思?

胰腺癌是恶性程度极高的消化道肿瘤，手术治疗是根治的唯一手段。很多患者确诊后常由于肿瘤局部扩散和转移而不能实施根治性手术，当原发肿瘤不能切除时，外科医生需采取姑息性治疗。姑息性治疗适用于高龄、已有肝转移、肿瘤不能切除或合并明显心肺功能障碍不能耐受较大手术的患者，主要包括胆肠吻合术解除胆道梗阻、胃空肠吻合术解除或预防十二指肠梗阻及神经节切断术减轻疼痛等。多数患者能在短期内减轻黄疸、疼痛等，改善周身状态。

Q: 胰腺癌的对症治疗是指什么?

总体来讲胰腺癌的对症治疗主要是针对一些晚期的、没有办法进行手术切除的患者，改善其症状的治疗，主要包括疼痛管理、营养支持、维持生命体征及改善器官功能衰竭等。针对疼痛的话主要是应用止痛药物或进行神经阻断等治疗；针对脂肪泻、消化不良等可以通过补充胰酶或一些助消化的药物来进行处理；针对黄疸主要是根据肿瘤的位置，以及肿瘤的阶段采取有效的办法，解除黄疸来缓解肝功能的恶化。

Q: 胰腺癌需要哪些科室的综合治疗?

胰腺癌主要治疗手段包括手术切除、化疗、放疗和生物治疗等，但治疗效果均不理想。单一学科具有局限性，无法进一步提高胰腺癌患者整体诊治的效果，而多学科综合治疗可通过多学科的共同参与，发挥各学科的优势，解决患者在诊断和治疗中的难题，主要包括影像诊断和疗效评价、腔镜科诊断、肿瘤外科或胰腺外科手术治疗、肿瘤内科化疗、放射治疗科放疗、介入治疗科介入治疗、麻醉科疼痛治疗、内分泌科血糖控制、消化内科保肝和营养支持、营养科支持、病理科病理诊断等。多学科专家对患者进行全面的评估，个体化制定合理的综合治疗方案，有助于延长患者生存时间和改善患者生活质量。

Q: 胰腺癌患者必须要手术治疗吗？

并不是所有的胰腺癌患者均必须或适合进行手术治疗。胰腺癌确诊后根据与周围组织的关系及是否存在远处转移等，分为可切除胰腺癌、交界可切除胰腺癌、局部进展期胰腺癌、合并远处转移的胰腺癌。对于早期胰腺癌，如可切除及交界可切除胰腺癌，根治性切除是目前最有效的治疗方法，因此早期胰腺癌必须要手术治疗。然而针对局部进展期的胰腺癌，手术前转化治疗如放化疗是首选的治疗方式。不推荐对合并远处转移的胰腺癌患者行减瘤手术。

Q: 做了胰腺癌手术失败了怎么办？

胰腺癌术前需认真评估肿瘤分期及充分做好术前准备，如因疾病不可控性因素导致手术失败，如切缘未达到阴性、局部侵犯神经血管难以切除、术后复发等，术后可根据基因、分子生物学、细胞学或组织病理等证据，进行多学科讨论，选择合适患者的术后辅助放化疗、靶向治疗、免疫治疗或姑息性治疗等。

Q: 得了胰腺癌吃中药有用吗?

根治性切除手术是胰腺癌最有效的治疗方法。中医药是胰腺癌综合治疗的重要手段之一，在改善疼痛、黄疸、腹痛、腹胀及食欲缺乏等症状，提高患者生活质量，延长生存期等方面的作用是肯定且不容忽视的，弥补了西医学在治疗胰腺癌方面的不足，尤其是对于晚期胰腺癌和高龄患者。

Q: 中医是如何认识胰腺癌的?

虽然中医古典书籍中并没有胰腺癌的记载，但对类似胰腺癌的证候记载颇多。部分中医医生认为，胰腺癌的发病机制为外感湿热毒邪，肝胆气机受阻，疏泄失常，胆汁外溢；气机不利，络脉不通，湿热毒邪与瘀互结，久留不去，形成积证。其中，脾胃功能失调是关键。

Q: 对于胰腺癌，中医有哪些治疗方式?

对于胰腺癌，中医治疗方式主要包括辨证治疗、辨病治疗、对症治疗，均以中药药物治疗为主。除此之外，包括外治（膏方、膏剂外敷）、针灸等以改善呕吐、纳差、疼痛、黄疸等。生活方式方面要求适当运动，对于改善免疫功能可能有一定作用。

Q: 胰腺癌的并发症有哪些?

胰腺癌并发症包括黄疸、体重减轻、症状性糖尿病、血栓性静脉炎、动脉血栓形成、神经精神症状（如焦虑、急躁、抑郁）、门静脉高压（可能导致食管胃底静脉曲张破裂产生消化道出血）等。

Q: 胰腺癌并发症发生的概率高吗?

部分并发症常见，部分并发症发生率尚不明确。黄疸是胰头癌的常见并发症。症状性糖尿病在胰腺癌并发症中很常见，在多达 25% 的患者中，新发糖尿病可能预示着胰腺癌。体重减轻、血栓性静脉炎及动脉血栓形成，在胰腺癌晚期发生率较高。

Q: 胰腺癌并发症一般什么时候出现?

不同的并发症发生在疾病的不同时期。黄疸是胰头癌相对早期的体征，而胰体癌或胰尾癌引起的黄疸通常发生于病程较晚阶段。门静脉高压、血栓性静脉炎及动脉血栓形成常出现在胰腺癌晚期阶段。

Q: 胰腺癌并发症是可以预防的吗?

确诊胰腺癌后，在早期积极进行相应治疗，根治或延缓疾病，并按时复查，可能能够预防严重并发症的发生发展。

Q: 胰腺癌手术后并发症有哪些?

胰腺癌手术并发症包括胰瘘、术后出血、腹腔感染、胃排空延迟、胆漏、术后糖尿病等。

Q: 胰腺癌手术后并发症的发生概率高吗?

胰腺癌手术是非常复杂的手术，并发症的发生率是腹部所有手术中最高的，包括胰瘘、术后出血、腹腔感染、胃排空延迟等，术后认真管理并观察患者病情，可减少并发症的发生。

Q: 胰腺癌手术后并发症的预防措施是什么?

术前纠正患者营养、凝血状态，认真评估并制定全面细致的手术方案，术中细致操作、理清解剖结构，严密止血、缝合，术后认真观察，重视胰腺癌患者的全程管理，减少胰腺癌手术并发症的发生。

Q: 胰腺癌手术后并发症的处理措施是什么?

胰瘘的处理主要是充分引流，营养支持；胃排空延迟治疗主要包括充分胃肠减压，加强营养，心理暗示治疗，应用胃肠道动力药物等；腹腔感染时需积极抗感染；腹腔出血，量少时可止血输血观察，量大时纠正微循环紊乱的同时尽快手术止血。

Q: 胰腺癌手术后并发症的治疗药物及注意事项有哪些?

胰腺癌手术并发症的治疗药物主要包括静脉营养、抑酸药物、止血药物及抗生素等。药物治疗过程中需注意定期复查肝肾功能、电解质等，维持内环境稳定；还要注意抗生素足量足疗程，规范降阶梯治疗，积极有效控制感染。

Q: 胰腺癌能治好吗?

胰腺癌属于恶性程度较高的肿瘤，治愈率较低，如果能够早期发现进行治疗，有一定的可能性能够治好。目前的诊治现状依然严峻，手术治疗是目前胰腺癌最有效的治疗方法。但近年来除手术治疗外，新辅助治疗、靶向治疗、免疫治疗等多种治疗方法不断涌现出来，因此也需要抱有希望。

Q: 胰腺癌能自愈吗?

胰腺癌被称为癌中之王，是恶性程度很高的肿瘤，因此确诊胰腺癌是不可能自愈的。

Q: 得了胰腺癌会影响寿命吗？还能活几年?

胰腺癌是一种恶性程度很高的肿瘤，病因不清，无法预防，早期诊断困难，现有治疗手段有限，会大大减少生存寿命。有研究称仅有 7.2% 的患者能达到 5 年生存预期。

Q: 得了胰腺癌会影响生活质量吗?

除体检发现的胰腺癌外，多数诊断明确的胰腺癌患者主诉多样，如疼痛、黄疸、恶心、呕吐、厌食、消瘦无力、腹泻等，会严重影响生活质量。

Q: 做了胰腺癌手术就能恢复正常吗?

胰腺癌并非做了手术就能恢复正常。因为仅有15%～20%的患者适合胰腺切除术，即使手术将肿瘤完全切除且淋巴结阴性，5年的生存率大约只有30%。术后仍需全程管理，定期复查等，及早发现肿瘤有无转移或复发等。

Q: 做了胰腺癌手术后还会复发吗?

胰腺癌手术后可能会复发。影响复发的因素有很多，包括肿瘤分期、手术切缘状态、肿瘤分化情况及其是否侵犯淋巴管、肿瘤标志物水平等，术后需密切关注上述因素，评估复发率。

Q: 胰腺癌手术成功率是多少？高吗?

根治手术较为复杂，出现典型症状后的手术成功率偏低，若出现临床症状之前明确诊断，手术成功率可有所提高。随着根治性胰十二指肠切除术的不断进步，目前手术成功率有所提高。

Q: 胰腺癌患者可以生孩子吗?

胰腺癌恶性程度高，进展快，早期胰腺癌应及时行根治手术，全程细致管理疾病并达到稳定状态的患者，是可以选择孕产的。如果确诊时处于晚期，需要进行放化疗等辅助治疗，暂不推荐孕产。

Q: 胰腺癌暂时不治疗，会越来越严重吗？

胰腺癌是癌中之王，进展快，复发转移率高，很容易侵犯邻近器官或产生远处转移，确诊后不及时治疗的话很大可能会越来越严重。坚持定期体检早期发现疾病，积极治疗，能够明显改善疾病的情况，延长生存时间。

Q: 得了胰腺癌，需要静养吗？能做运动吗？

胰腺癌确诊后患者需根据自身一般状况，选择静养或适合自己体能及身体状况的运动，不需要绝对静养。适度锻炼增强体质，可以提高身体整体的免疫力，对抵御肿瘤的侵袭也会有帮助。

Q: 什么情况容易引起胰腺癌加重？

嗜酒、吸烟、暴饮暴食、滥用药物，以及高血压、糖尿病、高脂血症等控制不佳可能引起胰腺癌加重。就算诊断了胰腺癌，也不要自暴自弃，只要接受规范治疗，胰腺癌并非不可战胜。

Q: 胰腺癌加重会有什么表现？

腹痛加重、黄疸、纳差、腹胀、消化不良、血糖控制不佳、体重突降等可能是胰腺癌加重的表现。

Q: 胰腺癌症状加重怎么处理？

出现上述胰腺癌加重症状，更应及时复诊，复查影像学、肿瘤标志物等检验指标，根据病情复发严重程度，经多学科评估后明确治疗方案，包括手术、放化疗、靶向治疗或姑息性治疗、对症支持治疗等。

Q: 得了胰腺癌有什么忌口吗？

胰腺癌确诊后，忌油腻性食物及高动物脂肪食物，如肥肉、花生、油酥点心、羊肉、肉松、贝类和芝麻等；忌暴饮暴食，饮食过饱，糖（米面甜品等）要适当控制；忌烟、酒及酸、麻、辛辣刺激性食物，如葱、辣椒、花椒、蒜等。

Q: 得了胰腺癌，吃什么可以帮助康复？

宜吃清淡易消化、低脂肪的食物，少食多餐，如稀藕粉、米汤、西红柿汤、蛋汤、去渣绿豆汤、菜汁等；宜吃具有增强免疫、抗胰腺癌作用的食物，如山药、菜豆、香菇、大枣等；宜吃具有抗癌止痛作用的食物，如海马、鲈鱼、核桃、麦芽、韭菜等；宜吃具有抗感染作用的食物，如绿豆芽、橄榄、乌梅、绿豆、赤豆、苦瓜等；宜吃谷类（大米、面粉）及瘦猪肉、蔬菜、鸡、水果、虾、鱼、蛋和豆制品等。

Q: 得了胰腺癌日常生活中需要注意什么？

首先应健康饮食，戒烟戒酒，避免暴饮暴食，避免油腻食物及高脂肪食物摄入等，减缓胰腺功能减退；其次需要保持良好的心态，积极面对疾病，积极配合治疗，使疾病尽快得到控制。

Q: 胰腺癌做完手术伤口愈合要多久？

不同部位、不同手术及不同手术方式，预后时间也不一样。在没有出现任何并发症的情况下，胰头部肿瘤需要行胰十二指肠切除术，手术恢复时间一般是 10 ～ 14 天；胰体、胰尾部肿瘤，如果无胰瘘出现，一般 7 ～ 10 天愈合。

Q: 做完胰腺癌手术后有什么注意事项？

注意休息，劳逸结合，加强营养，多食优质蛋白，食用清淡、易消化的食物，增加蔬菜、水果摄入；定期复查，听从医嘱，定期到医院复查，包括化验、影像学检查，明确有无复发、是否有疾病进展，术后 1 个月、3 个月、6 个月、1 年按时复诊，连续监测 2 ～ 3 年，稳定后可持续每年检测 1 次；保持乐观、健康的心态，保持适当运动。

Q: 胰腺癌与压力、睡眠、情绪等因素有关吗？

胰腺癌的发病与年龄、吸烟、遗传及饮食、肥胖、反复胰腺炎等因素可能相关，与压力、睡眠、情绪可能间接相关，如果心情差、压力大，会导致免疫系统功能低下，不能很好地识别癌细胞，间接促进了癌症的产生。

Q: 确诊胰腺癌后，需要戒烟、戒酒吗？

吸烟会增加胰腺癌风险。多项队列和病例对照研究发现，吸烟者发生胰腺癌的相对危险度至少为 1.5。该风险随吸烟量增加而升高，戒烟后风险大大下降，并且戒烟可降低胰腺癌死亡率。饮酒会直接损伤胰腺组织，长期酗酒会引发胰腺炎，反复发作的胰腺炎会使癌变率大大增加。有关酒精摄入对胰腺癌风险影响的数据存在争议。两项汇总分析表明即使酒精摄入有影响，程度也较小且限于大量饮酒者。因此，无论是否确诊胰腺癌，均建议戒烟戒酒，规律饮食。

Q: 确诊胰腺癌后，应该如何调节自己的心态？

胰腺癌虽然不是容易治愈的疾病，但如果可以积极治疗，疾病的治疗效果也是不错的。确诊胰腺癌的患者不要失去治愈疾病的信心，需要乐观的面对才能够控制疾病。心情是免疫系统的主人，免疫力的提高有助于胰腺癌的治疗，因此保持乐观积极的心情也是治疗的关键。

Q: 确诊胰腺癌后，是否要告知患者实情？如何告知？

根据患者的性情采取不同的方式。如果患者属于乐观积极、意志力坚强的人，可向其解释胰腺癌的成因、治疗方案等，使患者树立战胜胰腺癌的信心；如果患者是悲观消极、意志力薄弱的人，与家属沟通后决定是否向患者告知实情。

Q: 胰腺癌患者住院期间，家属能提供什么帮助？

为患者提供心理和生活上的支持，尊重陪伴患者，使其树立战胜疾病的信心。充分了解病情，关注患者状态，与患者一起遵医嘱，积极配合治疗，做好术后护理，促进其术后康复。

Q: 患者确诊胰腺癌后，家属应该做些什么准备?

尽快从恐慌、无助、忧虑等情绪中解脱出来，尽快与家庭成员协商达成统一就诊意见，尽快选择合适的医院就诊，尽快接受科学合理的治疗方案进行治疗。视患者的心理承受能力和患者交流病情，给予足够的关爱和理解，提供合理的营养饮食，做好护理工作。

Q: 如何帮助缓解胰腺癌患者的痛苦或疼痛?

晚期胰腺癌伴有的腹痛是难治性癌痛之一，可通过强效镇痛药物联合腹腔神经丛毁损术等有效控制疼痛。除此之外，可服用一些缓解焦虑、抑郁等情绪障碍的药物改善患者不适感。

Q: 患者处于终末期时，应如何提升其生活质量?

提高终末期胰腺癌患者的生活质量，主要包括疼痛管理、营养支持、心理支持等。针对疼痛的话主要是应用止痛药物或进行神经阻断等治疗；针对脂肪泻、消化不良等可以通过补充胰酶或一些助消化的药物来进行处理；无法经口进食者，可静脉营养支持；做好疾病护理及心理护理，改善患者焦虑抑郁情绪等。

Q: 治疗胰腺癌，大概需要花费多少钱?

胰腺癌的治疗费用与患者的病情程度、不同的治疗方法及不同的医院级别等有关系。手术、放化疗等费用通常可能在几万到十几万元。